Springer-Lehrbuch

Stefan H. E. Kaufmann

Basiswissen Immunologie

Mit 52 Abbildungen und 17 Tabellen

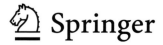 Springer

Prof. Dr. Stefan H. E. Kaufmann
Max-Planck-Institut für Infektionsbiologie,
Berlin

ISBN-13 978-3-642-40324-8   ISBN 978-3-642-40325-5 (eBook)
DOI 10.1007/978-3-642-40325-5
Auszug aus: Medizinische Mikrobiologie und Infektiologie, 7. Aufl. 2012, ISBN 978-3-642-24166-6

Die Deutsche Nationalbibliothek verzeichnet diese Publikation in der Deutschen Nationalbibliografie;
detaillierte bibliografische Daten sind im Internet über http://dnb.d-nb.de abrufbar.

Springer Medizin
© Springer-Verlag Berlin Heidelberg 2014

Produkthaftung: Für Angaben über Dosierungsanweisungen und Applikationsformen kann vom Verlag keine
Gewähr übernommen werden. Derartige Angaben müssen vom jeweiligen Anwender im Einzelfall anhand
anderer Literaturstellen auf ihre Richtigkeit überprüft werden.

Die Wiedergabe von Gebrauchsnamen, Warenbezeichnungen usw. in diesem Werk berechtigt auch ohne
besondere Kennzeichnung nicht zu der Annahme, dass solche Namen im Sinne der Warenzeichen- und Marken-
schutzgesetzgebung als frei zu betrachten wären und daher von jedermann benutzt werden dürfen.

Planung: Dorit Müller, Heidelberg
Projektmanagement: Rose-Marie Doyon, Heidelberg
Projektkoordination: Heidemarie Wolter, Heidelberg
Umschlaggestaltung: deblik Berlin
Fotonachweis Umschlag: © HYBRID MEDICAL ANIMATION / SPL / Agentur Focus
Satz: Fotosatz-Service Köhler GmbH – Reinhold Schöberl, Würzburg

Gedruckt auf säurefreiem und chlorfrei gebleichtem Papier

Springer Medizin ist Teil der Fachverlagsgruppe Springer Science+Business Media
www.springer.com

Vorwort

» Wenn du es nicht einfach erklären kannst, hast du es selbst nicht verstanden.
Albert Einstein (1879–1955) zugeschrieben

Das folgende Büchlein ist dem Lehrbuch *Medizinische Mikrobiologie und Infektiologie* (herausgegeben von Suerbaum, Hahn, Burchard, Kaufmann, Schulz) entnommen. Warum wurde der Text zur Immunologie noch einmal getrennt veröffentlicht? Die Immunologie ist natürlich für das Verständnis der medizinischen Mikrobiologie und Infektiologie von besonderer Bedeutung. Das Immunsystem kann aber viel mehr und fließt auch in zahlreiche andere Gebiete der Medizin ein. Hierzu zählen Transplantation, Tumorabwehr, chronische Entzündung, Autoimmunität und Allergie, um die wichtigsten zu nennen. Daneben stellt die Immunologie auch einen wesentlichen Bestandteil der biologischen Grundlagenforschung dar. So sind die genetischen Mechanismen der Antikörpervielfalt ein eindrucksvolles Beispiel dafür, wie unser Genom durch Rekombinationen mehr als eine Million unterschiedlicher Genprodukte generieren kann.

Natürlich gibt es bereits Lehrbücher zur Immunologie, wie zum Beispiel das von Charles Janeway begründete Lehrbuch der Immunbiologie. Das vorliegende Büchlein aber versucht in prägnanter Form die wichtigsten Bereiche der Immunologie abzudecken und bietet sich daher besonders als Einstieg in das Fach an. Die medizinischen Bereiche werden ebenso berücksichtigt wie die biologischen Grundlagen. So werden die Mechanismen der Antigenerkennung durch Immunzellen und die zugrunde liegende Molekulargenetik der Erkennungsvielfalt genauso beschrieben wie die Erkennung fremder Eindringlinge durch das angeborene Immunsystem, das die Immunantwort erst in Gang setzt. Daneben finden die medizinisch relevanten Themen eingehende Berücksichtigung wie die Blutgruppenserologie, Immundefizienzen, die Immunpathologie bei Autoimmunität, Allergie und Transplantatabstoßung und die wichtigsten Abwehrmechanismen bei Infektionskrankheiten.

Das Fach Immunologie entstand Ende des 19. Jahrhunderts und hat seitdem kontinuierlich wesentliche Beiträge zu unserem Verständnis der Biologie und Medizin geleistet. Dies zeigt sich auch darin, dass das Nobelkomitee immer wieder herausragende immunologische Erkenntnisse als preiswürdig befand. Bereits der erste Nobelpreis für Physiologie und Medizin 1901 ging an einen Immunforscher: Emil von Behring erhielt den Preis für die Aufklärung der Prinzipien der passiven Immunisierung. Mit dem Nobelpreis 1908 wurden dann zwei Grundlagenforscher gewürdigt: Paul Ehrlich für seine Erkenntnisse zur Antikörperspezifität, die die Grundlage der erworbenen Immunität bilden, und Elias Metchnikoff für seine Entdeckung der Phagozytose als wesentliche Eigenschaft der angeborenen Immunantwort. Und so ging es weiter: Charles Richet für die Beschreibung der Analphylaxie 1913; Jules Bordet für die Entschlüsselung des Komplementsystems 1919; Karl Landsteiner für die Entdeckung der Blutgruppen 1930; Macfarlane Burnet und Peter Medawar für die Aufklärung der immunologischen Toleranz 1960; Gerald Edelman und Rodney Porter für die Entdeckung der chemischen Struktur der Antikörper 1972; Baruj Benacerraf, Jean Dausset und George Snell 1980, weil sie die Steuerung immunologischer Reaktionen durch zelluläre Oberflächenstrukturen aufklärten; Niels Jerne für seine Theorien über das Immunsystem und Georges Köhler und César Milstein für die Entdeckung monoklonaler Antikörper 1984; Susumu Tonegawa für die Aufklärung des Variationsreichtums der Antikörper 1987; Peter Doherty und Rolf Zinkernagel 1996, weil sie entschlüsselten, wie das Immunsystem virusinfizierte Zellen erkennt; Bruce Beutler und Jules Hoffmann für ihre Entdeckung der Aktivierung der angeborenen Immunität und Ralph Steinman für die Beschreibung der zentralen Rolle der dendritischen Zellen bei der adaptiven Immunität 2011.

Dieses Büchlein möchte gleichzeitig leicht verständlich sein und in die Tiefe gehen. Wenn die Leser darüber hinaus ein Gefühl dafür erhalten, in wie viele Bereiche die Immunologie hineinreicht, wäre das für mich besonders erfreulich. Der Text entstand Anfang der 90er Jahre für das Lehrbuch *Medizinische Mikrobiologie und Infektiologie*, das jetzt bereits in der 7. Auflage vorliegt. Er wurde seitdem immer wieder auf den neuesten Stand gebracht. Den vielen Lesern, die mir hierzu im Laufe der Jahre geschrieben und mit ihren Verbesserungsvorschlägen geholfen haben, den Text weiterzuentwickeln, möchte ich an dieser Stelle herzlich danken. Mein besonderer Dank gilt denen, die zur Entstehung dieses Büchleins beigetragen haben: Frau Souraya Sibaei für ihre wertvolle Hilfe bei der Erstellung des Textes, Frau Diane Schad für die Umsetzung meiner Skizzen in verständliche Abbildungen und Frau Dorit Müller vom Springer-Verlag für die tatkräftige Umsetzung des Projekts. Dank geht auch an meine Herausgeber-Kollegen der 7. Auflage des Lehrbuchs: die Professoren Sebastian Suerbaum, Helmut Hahn, Gerd-Dieter Burchard und Thomas Schulz für ihre Zustimmung, dass dieser Text in gesonderter Form erscheinen kann sowie an Professor Reiner Blasczyk für die kompetente Überarbeitung des Kapitels Antigen-Antikörper-Reaktion. Zum Schluss hoffe ich, dass die Leser Freude daran haben, mehr über die Immunologie zu erfahren.

Stefan H. E. Kaufmann

Der Autor

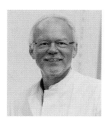

Stefan H. E. Kaufmann

1948 geboren, Studium der Biologie in Mainz, Promotion summa cum laude 1977. 1981 Habilitation in Immunologie und Mikrobiologie. 1976–1988 wissenschaftlicher Mitarbeiter in Bochum, Berlin, Freiburg. 1987–1991 Professor für Medizinische Mikrobiologie und Immunologie am Universitätsklinikum Ulm. Von 1991 bis 1998 Direktor der Abteilung Immunologie am Universitätsklinikum Ulm. Seit 1993 Gründungsdirektor und Wissenschaftliches Mitglied am Max-Planck-Institut für Infektionsbiologie Berlin und Leiter der Abteilung Immunologie. Professor für Mikrobiologie und Immunologie an der Charité, Gastprofessor Tongji Universität, Medizinische Fakultät, Shanghai, China, Ehrendoktor der Universität Marseille. Altpräsident und Ehrenmitglied der Deutschen Gesellschaft für Immunologie, Altpräsident der European Federation of Immunological Societies (EFIS) und Altpräsident der International Union of Immunological Societies (IUIS). Wissenschaftliche Arbeitsgebiete: Immunologie und Pathologie von bakteriellen Infektionen, neue Impfstoffstrategien.

Inhaltsverzeichnis

Immunologische Grundbegriffe

S. H. E. Kaufmann

Stefan H. E. Kaufmann, *Basiswissen Immunologie*,
DOI 10.1007/978-3-642-40325-5_1, © Springer-Verlag Berlin Heidelberg 2014

Einleitung

Das Überstehen einer Infektionskrankheit verleiht dem Genesenen häufig Schutz vor deren Wiederholung. Wer einmal an Masern erkrankte, ist für den Rest seines Lebens masernunempfänglich. Diese Eigenschaft ist nicht angeboren, sondern erworben: Jeder Mensch ist nach seiner Geburt empfänglich für Masern; die Resistenz entsteht erst durch die Krankheit selbst. Hierfür ist das Immunsystem zuständig.

1.1   Immunität

Die erworbene Resistenz ist **spezifisch** (lat.: »arteigentümlich«): Sie besteht nur gegen diejenige Erregerart oder -unterart, welche die Erkrankung verursacht hat. Der Schutz des Rekonvaleszenten ist also nicht allgemeiner Natur, sondern auf den Erreger der Ersterkrankung beschränkt. Man bezeichnet den Zustand der erworbenen und spezifischen Resistenz als **erworbene Immunität** oder kurz **Immunität**.

Der Vorgang, der zur Immunität führt, wird Immunisierung genannt. Die Immunisierung ist im betroffenen Organismus an die Tätigkeit eines besonderen Organs gebunden; man nennt es Immunorgan, **Immunsystem** oder auch Immunapparat. Das Immunorgan wird nur dann aktiv, wenn es durch geeignete Reize stimuliert wird. Deshalb bezeichnet man die Vorgänge, die sich dort nach der Stimulation des Immunsystems abspielen, zusammenfassend als **Immunreaktion.** Der materielle Träger des Immunisierungsreizes wird als **Antigen** bezeichnet. Antigene sind makromolekulare Stoffe mit spezifischer Struktur. Die Immunreaktion gliedert sich in 2 Phasen:

1. **Induktionsphase:** Das Immunsystem reagiert auf das Antigen zunächst mit der Bildung spezifischer **Effektoren** (sog. Antikörper und/oder T-Lymphozyten). Das Geschehen wird in ► Kap. 5 und 8 erklärt.
2. **Abwehr- oder Effektorphase:** Darin erkennen die Effektoren das Antigen als dasjenige wieder, welches ihre Bildung veranlasste und reagieren mit ihm. Diese Reaktion verhindert die schädlichen Wirkungen des Antigens und leitet dessen Eliminierung ein. Diese Phase wird in ► Kap. 4, 5, 8 und 9 besprochen.

1.2   Epitop

Antigene, welche die Bildung von Antikörpern stimulieren, bestehen aus Makromolekülen, auf deren Oberfläche sich frei zugängliche Strukturelemente befinden, die man **Epitope** oder **Determinanten** nennt. Als Epitope können zahlreiche Stoffgruppen dienen, z. B. einfache Zucker, Peptide aus 6–8 Aminosäuren oder organische Ringstrukturen wie Benzol. Die räumlichen Dimensionen des Epitops liegen im Bereich von 2,5×2,5×2,5 nm. Die chemischen Möglichkeiten der Epitopvielfalt sind kaum abschätzbar.

1.3   Epitoperkennung: Antigen-Antikörper-Reaktion

Immunologische **Spezifität** des Antigens bedeutet: Ein gegebenes Epitop veranlasst den Immunapparat dazu, Immunprodukte wie Antikörper oder aktivierte T-Lymphozyten zu bilden, die dem Epitop strukturkomplementär sind, die sich zu ihm also so verhalten wie das Schloss zum Schlüssel. Wir erkennen die strukturelle Komplementarität z. B. durch die Bindung des Antikörpers an das Antigen. Es entsteht ein **Antigen-Antikörper-Komplex** oder, kurz, ein **Immunkomplex.**

Die Reaktionsfähigkeit eines gegebenen Antikörpers gegenüber dem Epitop ist spezifisch: Ein bestimmter Antikörper reagiert im Prinzip nur mit derjenigen Epitopstruktur, die zu seiner Bildung Anlass gab; mit Epitopen anderer Strukturen reagiert er nicht. Der Antikörper kann also zwischen verschiedenen Epitopen dadurch unterscheiden, dass er sich selektiv mit dem für ihn komplementären Epitop verbindet: Der Antikörper **erkennt** »sein« Epitop. Das Repertoire aller möglichen Antigenspezifitäten entsteht bereits vor Antigenkontakt durch genetische Rekombination (► Kap. 4).

1.4   Immunogenität: Antigene als Epitopträger

Die Epitopstruktur ist für die unverwechselbaren Eigenschaften des Antigens, d. h. für dessen Spezifität, verantwortlich. Für sich allein ist ein Epitop jedoch nicht in der Lage, die Bildung von Antikörpern zu stimulieren. Die immunisierende Wirkung entsteht erst dann, wenn das Epitop **Bestandteil eines Makromoleküls** ist. Stoffe mit einer Molekularmasse (»Molekulargewicht«) unter etwa 2000 Dalton bleiben gegenüber dem Immunsystem wirkungslos (»unerkannt«).

Man trennt deshalb begrifflich bei einem Antigen das Epitop von seinem makromolekularen **Träger** ab: Der Träger ist maßgebend für die **Immunogenität**, das Epitop für die **Spezifität**. Immunogen ist ein Stoff dann, wenn er das Immunsystem stimuliert. So kann z. B. ein einfaches Disaccharid aus Glukuronsäure und Glukose für sich allein keine Immunreaktion auslösen. Koppelt man diese Zucker aber an ein Protein, so entsteht ein immunogenes Produkt, bei dem die Zuckermoleküle als Epitope wirken. Wir bezeichnen ein freies, nichtmakromolekulares Epitop als **Hapten** und das makromolekulare Kopplungsprodukt als **Vollantigen**. Gegenüber dem lebenden Organismus ist das Hapten für sich allein unwirksam; erst als Bestandteil des Vollantigens erlangt es seine immunisierende Wirksamkeit.

1.5 Zelluläre Immunität

T-Lymphozyten erkennen lediglich Proteinantigene. Für die Antigenerkennung ist der T-Zell-Rezeptor zuständig. Die Antigendeterminanten dieser Proteine werden aber nicht direkt erkannt. Vielmehr muss das Antigen, das ein T-Lymphozyt erkennen soll, zuerst von einer Wirtszelle in geeigneter Weise verarbeitet werden. Auf deren Oberfläche bieten Moleküle das verarbeitete Antigen dar, die von einem bestimmten Genkomplex, dem **Haupthistokompatibilitätskomplex** (»major histocompatibility complex«, MHC), kodiert werden (▶ Kap. 7). Man spricht von **Prozessierung** und **Präsentation des Antigens**. Der T-Lymphozyt erkennt ein Peptid aus 8–20 Aminosäuren, das vom Fremdantigen stammt, also ausschließlich in Assoziation mit einem körpereigenen Molekül des Haupthistokompatibilitätskomplexes.

Auf diese Weise können T-Lymphozyten ihre Hauptaufgabe erfüllen, infizierte Wirtszellen zu erkennen. Bakterien, Protozoen oder Pilze, die im Inneren von Wirtszellen zu überleben vermögen, sezernieren Antigene innerhalb der Zelle. Die Fremdantigene werden mithilfe der sog. Klasse-II-Moleküle des Haupthistokompatibilitätskomplexes von antigenpräsentierenden Zellen dargeboten. Dies führt zur Stimulation von **Helfer-T-Lymphozyten**. Diese produzieren lösliche Botenstoffe, die **Zytokine,** die ihrerseits andere Zellen des Immunsystems aktivieren. Das Ergebnis sind u. a. folgende Mechanismen:

- Makrophagenaktivierung
- Anlockung und Aktivierung von Granulozyten
- Antikörperproduktion durch B-Lymphozyten
- Aktivierung zytolytischer T-Lymphozyten

Die **zytokinvermittelte Aktivierung** mobilisiert die für die Abwehr von Bakterien, Pilzen und Protozoen verantwortlichen Immunmechanismen. Die zytokinproduzierenden Helfer-T-Lymphozyten tragen auf ihrer Oberfläche das CD4-Molekül als charakteristisches Erkennungsmerkmal.

Die sog. Klasse-I-Moleküle des Haupthistokompatibilitätskomplexes präsentieren in erster Linie Antigene viralen Ursprungs, die infizierte Wirtszellen während der Virusneubildung bilden. Charakteristischerweise tragen die aktivierten T-Lymphozyten das Oberflächenmerkmal CD8. Ihre Hauptaufgabe besteht in der Lyse infizierter Wirtszellen; es handelt sich daher um **zytolytische T-Lymphozyten** (▶ Kap. 8).

1.6 Angeborene Resistenz

Die Widerstandsfähigkeit gegen Infektionen ist nicht ausschließlich an die erworbene, spezifische Immunität gebunden. Das Immunorgan verfügt über Teilsysteme, die dem Organismus ohne vorausgehende Infektion antimikrobiellen Schutz bieten. Die dadurch bewirkte Widerstandsfähigkeit ist **angeboren** (nicht erworben) und **unspezifisch,** d. h. prinzipiell unabhängig von der Erregerspezies. Sie dient als Basisabwehr. Die Zellen der angeborenen Immunität erkennen Muster von Erregerbausteinen. Diese **Mustererkennung** führt zur Aktivierung der angeborenen Immunantwort während der frühen Phase der Infektion (▶ Kap. 9).

Die angeborene Immunität stellt einen Teil der **natürlichen Resistenz** dar. Zur natürlichen Resistenz gehören verschiedenartige Schutz- und Abtötungsmechanismen. In diesem Sinne wirken z. B. die mit Flimmerepithelien ausgestatteten Schleimhäute des Respirationstraktes oder die Darmperistaltik, die den laufenden Weitertransport des Darminhalts mit seinen unzähligen Mikroorganismen bewirkt. Diese Mechanismen haben mit dem Immunsystem direkt nichts zu tun.

Nach Überwindung der äußeren Barrieren treffen Krankheitserreger auf die **zellulären und humoralen** (antikörpervermittelten) **Träger** der angeborenen Immunität:

- Die wichtigsten zellulären Vorgänge sind hier die Keimaufnahme (**Phagozytose**) und -abtötung durch Fresszellen. Die Phagozytose obliegt in erster Linie den **Granulozyten** und den Zellen des **mononukleär-phagozytären Systems**. Eine besondere Funktion üben **natürliche Killerzellen** (**NK-Zellen**) aus: Sie sind in der Lage, virusinfizierte Zellen und Tumorzellen durch Kontakt abzutöten. Dies wird in ▶ Kap. 11 besprochen.
- Unter den humoralen Faktoren ist das **Komplement** an erster Stelle zu nennen (▶ Kap. 5). Es lysiert Bakterien und neutralisiert Viren. Hochwirksam sind auch die **Interferone**, welche die intrazelluläre Virusvermehrung hemmen.

Am Ort der mikrobiellen Absiedlung kann es zusätzlich zu einer **Entzündungsreaktion** kommen, in deren Verlauf weitere zelluläre und humorale Faktoren aktiviert werden. Die Entzündungsmechanismen werden bereits vor Beginn der erworbenen Immunantwort ausgelöst. Später wird ihre Aktivität durch die Faktoren der spezifischen Immunität verstärkt und reguliert.

1.7 Wechselwirkung zwischen erworbener und angeborener Immunität

Die Unterstützung und Verstärkung der angeborenen Immunität durch die erworbene Immunität ermöglicht die gezielte und kontrollierte Abwehr von Krankheitserregern. Umgekehrt steuert die angeborene die erworbene Immunität, indem sie den eingedrungenen Erregertyp einordnet und die erworbene Immunantwort entsprechend instruiert. Auf diese Weise wird die bestmögliche Abwehr gegen einen bestimmten Erregertyp mobilisiert.

Die Zellen der angeborenen Immunität tasten eindringende Erreger nach charakteristischen Mustern von Erregerbausteinen ab. Dadurch können sie bereits unterschiedliche Typen von **Krankheitserregern unterscheiden**. So lassen sich z. B. grampositive und gramnegative Bakterien, Tuberkuloseerreger, Pilze, Protozoen, Helminthen (Rund- und Plattwürmer) sowie Viren mit Einzelstrang- bzw. Doppelstrang-DNA differenzieren. Das angeborene Immunsystem baut danach nicht nur Abwehrmechanismen auf, sondern instruiert auch die erworbene Immunität über den Erregertyp. Diese kann dadurch die geeignete **Immunreaktion** aufbauen:

- zytolytische T-Lymphozyten zur Abwehr von Virusinfektionen
- Helfer-T-Lymphozyten, die B-Lymphozyten aktivieren, gegen bestimmte bakterielle Erreger
- Helfer-T-Lymphozyten, die Makrophagen aktivieren, zur Abwehr des Tuberkuloseerregers
- Helfer-T-Lymphozyten, die Neutrophile anlocken und aktivieren, zur Abwehr von Eitererregern.

Diese und andere Immunmechanismen werden meist nicht isoliert aktiviert. Vielmehr wird ein Abwehrarsenal entfacht, das von einem Immunmechanismus dominiert und von anderen unterstützt wird. Die Immunantwort ist also ein hoch verzahntes System, bei dem unterschiedliche Bausteine der angeborenen und erworbenen Immunität in angepasster Zusammensetzung zusammenwirken.

Dabei greift die erworbene Immunantwort auf Akteure der angeborenen Immunität zurück:

- Helfer-T-Zellen stimulieren Makrophagen und Granulozyten.
- Antikörper aktivieren das Komplementsystem oder stimulieren Eosinophile und Basophile.

Immunologische Grundbegriffe

Das Immunsystem schützt den Organismus vor Krankheitserregern. Neben der natürlichen Resistenz, zu der auch die angeborene Immunität gehört, ist die erworbene Resistenz für die Abwehr potenzieller Erreger entscheidend. Im Rahmen der angeborenen/unspezifischen Immunität wirken Phagozyten, natürliche Killerzellen und das Komplementsystem. Diese Abwehr ist unspezifisch und erfolgt schon beim Erstkontakt mit einem speziellen Erreger. Im Gegensatz dazu ist für die erworbene/spezifische Immunität zunächst ein Erstkontakt mit einem Erreger nötig; es folgt die Induktionsphase: Das Immunsystem bildet Effektoren in Form von Antikörpern und T-Zellen, die dann beim nächsten Kontakt im Rahmen der Effektor- oder Abwehrphase spezifisch gegen den Erreger bzw. dessen Antigene vorgehen. Beide Formen der Immunität verstärken und unterstützen einander.

Zellen des Immunsystems

S. H. E. Kaufmann

Stefan H. E. Kaufmann, *Basiswissen Immunologie*,
DOI 10.1007/978-3-642-40325-5_2, © Springer-Verlag Berlin Heidelberg 2014

2

Einleitung

Das Immunsystem besteht aus verschiedenen Zellpopulationen, die sich aus einer gemeinsamen Stammzelle entwickeln. Im Blut eines Säugers findet man die Vertreter sämtlicher Populationen in Gestalt der weißen Blutkörperchen oder Leukozyten.

2.1   Hämatopoese

Leukozyten entstehen aus **omnipotenten Stammzellen**, die beim Erwachsenen im Knochenmark angesiedelt sind. Man unterscheidet 2 Differenzierungswege:

- Myeloide Entwicklung – Myelopoese:
  Auf diesem Weg entstehen **Granulozyten** und **Monozyten.** Diese Zellen üben als **Phagozyten** wichtige Effektorfunktionen im Rahmen der angeborenen Immunität aus.
- Lymphoide Entwicklung – Lymphopoese:
  Hier entstehen die Träger der spezifischen Immunantwort, die **T-** und **B-Lymphozyten**, die für die Antigenerkennung zuständig sind.

Aus der einheitlichen Stammzelle entwickeln sich auch die übrigen Blutzellen, die Erythrozyten und Thrombozyten; diese Zellen tragen nur wenig zur Immunantwort bei. Die Entwicklung der Erythrozyten und Thrombozyten ist Teil der Myelopoese, ihre gemeinsame Stammzelle lässt sich experimentell nachweisen. Somit sind alle Blutzellen Abkömmlinge einer gemeinsamen omnipotenten hämatopoetischen Stammzelle. Die Hämatopoese ist schematisch in ❐ Abb. 2.1 dargestellt. Die weiteren Abbildungen (❐ Abb. 2.2 bis Abb. 2.10) zeigen die wichtigsten Zellen des Immunsystems.

2.2   Polymorphkernige Granulozyten

Die polymorphkernigen Granulozyten (polymorphkernige Leukozyten, PML) sind kurzlebige Zellen (Lebensdauer etwa 2–3 Tage), die 60–70 % aller Leukozyten ausmachen. Granulozyten spielen bei der akuten Entzündungsreaktion eine vielfältige Rolle. Diese Zellen haben einen **gelappten Kern** und sind reich an **Granula** (❐ Abb. 2.2 bis ❐ Abb. 2.4), einer besonderen Ausprägung der Lysosomen.

In ihnen findet man zahlreiche biologisch aktive Moleküle, welche die Granulozytenfunktionen vermitteln. Entsprechend der jeweiligen Aufgaben unterscheidet sich der Granulainhalt von Zelltyp zu Zelltyp beträchtlich. Dies kann man durch eine einfache **Färbung nach Giemsa** zeigen. Dabei wird ein Blutausstrich mit einer Mischung aus Methylenblau und Eosin gefärbt:

- Bei saurem Inhalt der Granula überwiegt die Reaktion mit dem basischen Methylenblau (Blaufärbung): basophile Granulozyten.
- Bei basischem Inhalt überwiegt die Reaktion mit dem sauren Eosin (Rotfärbung): azidophile bzw. (gebräuchlicher) eosinophile Granulozyten.
- Bei einer Mischung von baso- und azidophilen Molekülen ergibt sich eine schwache Rosafärbung: neutrophile Granulozyten.

Neutrophile polymorphkernige Granulozyten (»Neutrophile« oder PMN für »polymorphnuclear neutrophils«; ❐ Abb. 2.2) bilden mit ca. 90 % den Hauptanteil der Granulozyten. Sie vermögen die verschiedenen Arten von Mikroorganismen zu phagozytieren und abzutöten; man kann sie als die »Allroundzellen« der akuten Entzündung bezeich-

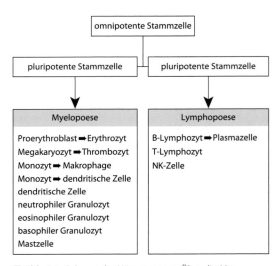

❐ **Abb. 2.1** Schema der Hämatopoese. Über die Myelopoese entstehen Erythrozyten, Thrombozyten, Granulozyten, Mastzellen, mononukleäre Phagozyten und dendritische Zellen. Über die Lymphopoese entwickeln sich B- und T-Lymphozyten sowie NK-Zellen

nen (▶ Kap. 9 und 10). Neutrophile Granulozyten besitzen 2 Typen von Granula:

- **Primäre (azurophile) Granula** machen etwa 20 % der Granula aus. Sie enthalten u. a. verschiedene Hydrolasen, Lysozym, Myeloperoxidase (ein Schlüsselenzym bei der Bildung reaktiver Sauerstoffmetaboliten) und kationische Proteine.
- **Sekundäre Granula** enthalten hauptsächlich Lysozym und Laktoferrin. Nach der Phagozytose befinden sich die Mikroorganismen zunächst in den Phagosomen, die anschließend mit den Granula (Lysosomen) verschmelzen. In den so entstandenen Phagolysosomen wirken dann die genannten Inhaltsstoffe der Granula auf die Mikroorganismen ein. Der Vorgang der Bakterienabtötung und die Rolle der Inhaltsstoffe werden in ▶ Kap. 10 genauer beschrieben.

Basophile polymorphkernige Granulozyten (»Basophile«; ☐ Abb. 2.3) stellen weniger als 1 % der Blutleukozyten. Sie zeigen eine geringe Phagozytoseaktivität. Bei Basophilen fallen besonders die prall gefüllten Granula auf. Diese enthalten hauptsächlich Heparin, Histamin und Leukotriene. Nach geeigneter Stimulation geben sie ihre Inhaltsstoffe nach außen ab; auf diese Weise lösen sie die typischen Reaktionen der **Sofortallergie** aus (▶ Kap. 11). Diese Ausschüttung geht mit einer mikroskopisch nachweisbaren **Degranulation** einher. Die Reaktion wird durch Antikörper der **IgE-Klasse** initiiert, die sich über entsprechende Rezeptoren an die Basophilen heften (▶ Kap. 5).

Eosinophile polymorphkernige Granulozyten (»Eosinophile«; ☐ Abb. 2.4) stellen bei Gesunden etwa 3 % der Granulozyten. Obwohl sie phagozytieren können, neigen sie eher dazu, ihren Granulainhalt an das umgebende Milieu abzugeben (Degranulation). Die Rolle der Eosinophilen ist nicht völlig geklärt; sie spielen bei der Abwehr von Infektionen mit **pathogenen Würmern** eine wichtige Rolle. Zusätzlich sind sie an der **Sofortallergie** beteiligt.

Mastzellen sind hauptsächlich in der Mukosa zu finden. Die Beziehung zwischen Mastzellen und Basophilen ist nicht völlig geklärt. Mastzellen haben ähnliche Funktion wie Basophile (▶ Kap. 8 und 10).

☐ **Abb. 2.2** Neutrophiler polymorphkerniger Granulozyt (»Neutrophiler«)

☐ **Abb. 2.3** Basophiler polymorphkerniger Granulozyt (»Basophiler«)

☐ **Abb. 2.4** Eosinophiler polymorphkerniger Granulozyt (»Eosinophiler«)

☐ **Abb. 2.5** Lymphozyt

☐ **Abb. 2.6** Plasmazelle

☐ **Abb. 2.7** Natürliche Killerzelle oder NK-Zelle

2.3 Lymphozyten

Im Körper eines Erwachsenen befinden sich rund 10^{12} Lymphozyten (☐ Abb. 2.5); täglich werden etwa 10^9 Lymphozyten (ca. 1 ‰) neu gebildet. Die Vertreter der beiden Lymphozytenlinien werden **T-Zellen** und **B-Zellen** genannt. Die Initialen T und B leiten sich von den primären Organen Thymus und Bursa Fabricii ab, in denen die Differenzierung in reife T- bzw. B-Zellen stattfindet. (Die Bursa Fabricii, in der die B-Zell-Differenzierung erstmals entdeckt wurde, existiert allerdings nur bei Vögeln; beim Menschen erfüllen die fetale Leber und das Knochenmark [»bone marrow«] ihre Aufgaben.)

T- und B-Lymphozyten vermögen Antigene spezifisch zu erkennen. Die Art der Antigenerkennung und die daraus resultierenden Funktionen sind jedoch völlig verschiedenartig. Im ruhenden Zustand zeigen beide Zellpopulationen die gleiche Morphologie: Sie besitzen einen runden Kern, der von einem dünnen agranulären Plasmasaum umgeben ist. T- und B-Zellen tragen in der Zellmembran jeweils charakteristische Moleküle. Diese wirken auch als Antigene: Man kann gegen sie

2

■ Tab. 2.1 Wichtige CD(»Cluster of Differentiation«)-Antigene

Name	Synonym(e)	Charakteristisches Merkmal
CD1	T6, Leu6	gemeinsames Antigen auf Thymozyten, Präsentation von Lipidantigenen für T-Zellen
CD2	T11, Leu5, LFA-2	Zellinteraktionsmolekül
CD3	T3, Leu4	gemeinsames Antigen auf peripheren T-Zellen
CD4	T4, Leu3 (Maus: L3T4)	für Helfer-T-Zellen charakteristisches Antigen, bindet an MHC-Klasse-II-Moleküle auf antigenpräsentierenden Zellen
CD8	T8, Leu2 (Maus: Lyt2)	für zytolytische T-Zellen charakteristisches Antigen, bindet an MHC-I-Moleküle auf antigenpräsentierenden Zellen
CD11a	α-Kette des LFA-1	Teil eines Zellinteraktionsmoleküls auf zytolytischen T-Zellen und NK-Zellen
CD11b	α-Kette des CR3, Mac1, Mol1	Teil des Rezeptors für C3b-Abbauprodukte auf Neutrophilen und mononukleären Phagozyten
CD14		mustererkennender Rezeptor auf Makrophagen, erkennt LPS gramnegativer Bakterien
CD16	Leu11, Fc-γ-RIII	Fc-Rezeptor für IgG1 und IgG3 auf Neutrophilen, Makrophagen und NK-Zellen
CD18	β-Kette des LFA-1, CR3, p150, 95	siehe CD11a, CD11b und CD11c
CD21	CR2	Rezeptor auf B-Zellen für C3b-Abbauprodukte
CD23	Fc-ε-RII	Fc-Rezeptor für IgE auf Mastzellen und Basophilen
CD25	Tac	α-Kette des Rezeptors für IL-2, charakteristischer Marker für regulatorische T-Zellen
CD28		kostimulatorisches Molekül auf T-Zellen, Ligand für B7 (CD80, CD86), stimulierend
CD32	Fc-γ-RII	Fc-Rezeptor für IgG1, IgG2a, IgG2b auf Neutrophilen und Monozyten
CD35	CR1	Rezeptor für C3b und C4b auf mononukleären Phagozyten, Neutrophilen und B-Zellen
CD40		kostimulatorisches Molekül für T-Zellen auf antigenpräsentierenden Zellen (B-Zellen, Makrophagen, dendritische Zellen)
CD45	T200, Leu18	gemeinsames Antigen auf Leukozyten
CD80	B7.1	kostimulatorisches Molekül für T-Zellen auf B-Zellen
CD86	B7.2	kostimulatorisches Molekül für T-Zellen auf Makrophagen, dendritischen Zellen und B-Zellen
CD95	Fas, APO-1	vermittelt apoptotisches »Todessignal«
CD152	CTLA-4	kostimulatorisches Molekül auf T-Zellen, Ligand für B7 (CD80, CD86), inhibitorisch
CD154	CD40L	Ligand für CD40 auf T-Zellen
CD274	PDL-1, B7-H1	Ligand für PD-1 (CD279)
CD279	PD-1	kostimulatorisches Molekül auf T-Zellen, inhibitorisch

spezifische Antikörper herstellen. Mit deren Hilfe lassen sich die Zellen jeweils in Subpopulationen unterteilen, die diese Antikörper binden, und solche, die sie nicht binden. Die so dargestellten Zelloberflächenmoleküle werden auch als **Marker** oder **Differenzierungsantigene** bezeichnet. Differenzierungsantigene erfüllen im Idealfall folgende Bedingungen:

- Innerhalb der zu untersuchenden Zellmischung werden sie von der fraglichen Subpopulation exklusiv exprimiert.
- Sie sind stabil und auf allen Zellen der fraglichen Subpopulation vorhanden.

Die immunologisch unterscheidbaren Marker haben sich als äußerst nützliche Merkmale erwiesen. Sie erlauben die Aufgliederung der Zellen in Populationen und Subpopulationen, darüber hinaus ermöglichen sie die Charakterisierung bestimmter Differenzierungsstadien innerhalb einer Zellpopulation.

Für die Bezeichnung definierter Leukozyten-Differenzierungsantigene hat sich das **CD-System** (»cluster of differentiation«) durchgesetzt: Die einzelnen Antigene werden dabei fortlaufend nummeriert. ◼ Tab. 2.1 gibt eine Übersicht über die wesentlichen CD-Antigene. Vielen von ihnen werden wir bei der Beschreibung der einzelnen Leukozytenklassen wiederbegegnen.

T-Lymphozyten sind die Träger der **spezifischen zellulären Immunität** (▶ Kap. 8). Beim Menschen und dem wichtigsten Tiermodell der Immunologen, der Maus, stellt das CD3-Molekül den wichtigsten T-Zell-Marker dar; es wird auf allen peripheren T-Zellen exprimiert.

B-Lymphozyten sind die Träger der **spezifischen humoralen Immunität** (▶ Kap. 4). Sie tragen auf ihrer Oberfläche Antikörpermoleküle, die sog. Immunglobuline (Ig). Nach Stimulation durch das Antigen differenzieren sich B-Lymphozyten zu **Plasmazellen** und sezernieren dann Antikörper in das umgebende Milieu (◼ Abb. 2.6). Die zellständigen Immunglobuline sind ein wertvolles Differenzierungsantigen für B-Zellen; sie werden auf allen B-Zellen exklusiv und stabil exprimiert.

Natürliche Killerzellen oder **NK-Zellen** bilden neben den T- und B-Zellen die 3. Lymphozytenpopulation (◼ Abb. 2.7). Sie sind größer als B- und T-Lymphozyten und besitzen zahlreiche Granula sowie einen bohnenförmigen Kern. Obwohl sie eine lymphoide Entwicklung durchmachen, fehlen ihnen die klassischen Marker der T- und B-Lymphozyten. NK-Zellen tragen aber einige T-Zell-Differenzierungsantigene und werden durch die Oberflächenmoleküle CD16 und CD56 charakterisiert.

NK-Zellen produzieren lösliche Botenstoffe, die besonders Zellen des mononukleär-phagozytären Systems aktivieren. Eine weitere Funktion dieser Zellen ist die Abtötung maligner bzw. virusinfizierter Zellen des eigenen Organismus. Diese Aktion kann über 2 Erkennungsmechanismen eingeleitet werden:

- NK-Zellen besitzen Rezeptoren, mit deren Hilfe sie Tumorzellen und virusinfizierte Zellen erkennen.
- Sie besitzen Rezeptoren zur Erkennung von Antikörpern der IgG-Klasse, sog. **Fc-Rezeptoren** (▶ Kap. 4 und 8). Auf diese Weise können sie mit Zellen reagieren, die durch Antikörper markiert sind, ohne die Zellantigene zu erkennen. Dieser Vorgang wird als **antikörperabhängige zellvermittelte Zytotoxizität** bezeichnet (»antibody dependent cellular cytotoxicity«, ADCC).

Die Granula der NK-Zellen enthalten zahlreiche Moleküle, die für die Lyse der Zielzellen verantwortlich sind (▶ Kap. 8).

2.4 Zellen des mononukleär-phagozytären Systems

Die Zellen des mononukleär-phagozytären Systems sind im ganzen Körper verteilt, in Leber, lymphatischen Organen, Bindegewebe, Nervensystem, den serösen Höhlen etc. Diese **Gewebemakrophagen** oder **Histiozyten** entwickeln sich aus Blutmonozyten, die in das entsprechende Gewebe einwandern. Blutmonozyten haben einen bohnenförmigen Kern, einen gut ausgebildeten Golgi-Apparat und zahlreiche Lysosomen mit reicher Enzymausstattung (◼ Abb. 2.8). Obwohl sich die Makrophagen der verschiedenen Organe morphologisch unterscheiden, gleichen sie sich in funktioneller Hinsicht (◼ Abb. 2.9): Alle sind in der Lage, Partikel zu

2

◘ **Abb. 2.8** Blutmonozyt

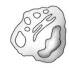

◘ **Abb. 2.9** Makrophage (Fresszelle)

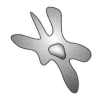

◘ **Abb. 2.10** Dendritische Zelle

phagozytieren und zu verdauen. Auf diese Weise erfüllen Makrophagen 2 bedeutende Aufgaben der Immunantwort:

- Aufnahme, Verarbeitung (Prozessierung) und Präsentation von Proteinantigenen
- Phagozytose, Abtötung und Verdauung biologischer Fremdpartikel, z. B. von Bakterien (► Kap. 9 und 11)

2.5   Antigenpräsentierende Zellen

Die Fähigkeit zur Antigenpräsentation ist kein Monopol der Makrophagen. Die **Langerhans-Zellen** der Haut und die **dendritischen Zellen** der Lymphorgane sind ebenfalls präsentationstüchtig. Wir unterscheiden plasmazytoide und myeloide dendritische Zellen (◘ Abb. 2.10). Beide Populationen stammen von myeloiden Vorläuferzellen ab. Dendritische Zellen sind die mit Abstand wirkungsvollsten antigenpräsentierenden Zellen (APC). Sie nehmen daher eine zentrale Stellung bei der antigenspezifischen T-Zell-Stimulation ein.

Auch z. B. B-Lymphozyten und Endothelzellen vermögen Antigene zu präsentieren. Alle Zellen dieses Funktionstyps werden unter dem Begriff **antigenpräsentierende Zellen** zusammengefasst. Die Antigenpräsentation stellt den 1. Schritt bei der spezifischen Stimulation von **Helfer-T-Zellen** dar. Die zentrale Regulatorfunktion dieser T-Zellen wird in ► Kap. 8 ausführlich beschrieben.

Zellen des Immunsystems

Hämatopoese Entwicklung der Blutzellen im Knochenmark aus einer gemeinsamen hämatopoetischen Stammzelle.

Myeloide Entwicklung Granulozyten, mononukleäre Phagozyten, dendritische Zellen, daneben auch Erythro- und Thrombozyten.

Lymphoide Entwicklung T- und B-Zellen, NK-Zellen.

Polymorphkernige Granulozyten 60–70 % aller Blutleukozyten; granulareich und mit gelapptem Kern. Aufgrund ihres Färbeverhaltens unterscheidet man neutrophile, basophile und eosinophile Granulozyten.

Neutrophile > 90 % aller Granulozyten, professionelle Phagozyten bei der akuten Entzündung.

Basophile < 1 % aller Granulozyten, beteiligt an sofortallergischen Reaktionen und an der Abwehr von Helminthen (Rund- und Plattwürmern).

Eosinophile 3 % der Granulozyten, beteiligt an der Helminthenabwehr und an sofortallergischen Reaktionen.

Mononukleäre Phagozyten Blutmonozyten, Exsudat- und Gewebemakrophagen (Histiozyten). Wichtige Fähigkeiten: Phagozytose, Abtötung und Verdauung von Krankheitserregern sowie Aufnahme, Verarbeitung und Präsentation von Antigenen für T-Zellen.

Dendritische Zellen Potente antigenpräsentierende Zellen mit myeloidem Ursprung.

Lymphozyten Vermittler der spezifischen Immunität: B-Zellen für humorale, T-Zellen für zelluläre Immunität. Außerdem gibt es natürliche Killerzellen, die direkt oder durch Vermittlung von Antikörpern Tumorzellen abtöten.

Organe des Immunsystems

S. H. E. Kaufmann

Stefan H. E. Kaufmann, *Basiswissen Immunologie*,
DOI 10.1007/978-3-642-40325-5_3, © Springer-Verlag Berlin Heidelberg 2014

3

Einleitung

Die Zellen des Immunsystems werden in den primären Immunorganen gebildet und halten sich bevorzugt in den sekundären Immunorganen auf. Immunzellen erreichen über die Blut- und Lymphgefäße fast alle Körperteile und gelangen von dort zurück zu den Immunorganen. Als **primäre** Organe betrachtet man das Knochenmark und den Thymus, als **sekundäre** Organe gelten Milz, Lymphknoten und diffuses Lymphgewebe.

Im Knochenmark entstehen aus einer pluripotenten Stammzelle die unterschiedlichen Vorläuferzellen (◘ Abb. 2.1). Die Differenzierung und Reifung der Lymphozyten erfolgt **antigenunabhängig**: Die T-Lymphozyten reifen im Thymus und die B-Lymphozyten in der Bursa Fabricii bzw. deren Äquivalent. In den sekundär-lymphatischen Organen (◘ Abb. 3.1) kommt es zum Kontakt zwischen Antigen und Lymphozyten und damit zur **antigenspezifischen** Lymphozytenstimulation und -differenzierung.

3.1   Thymus

Der Thymus ist ein primär-lymphatisches Organ; in ihm differenzieren die T-Lymphozyten. Er wird von einer Bindegewebekapsel umgeben, aus der zahlreiche Trabekel ins Innere ziehen; dadurch wird das Organ in Lobuli oder Follikel unterteilt. Innerhalb der einzelnen Lobuli sind Kortex und Medulla unterscheidbar (◘ Abb. 3.2):

- Im **Kortex** liegen dicht gepackt unreife Thymozyten, die sich lebhaft teilen.
- Die Thymozyten der **Medulla** sind zum größten Teil ausdifferenziert und funktionstüchtig.

Der Begriff Thymozyten umfasst alle im Thymus vorhandenen Entwicklungsstufen der T-Lymphozyten vom Vorläufer bis zur reifen T-Zelle. Die T-Lymphozyten-Vorläufer wandern vom Knochenmark über das Blut in die kortikalen Thymusbereiche und von dort in die Medulla. Im Thymus vermehren und differenzieren sie sich. Der Großteil (ca. 90 %) der Zellen stirbt ab; der Rest verlässt den Thymus als reife, immunkompetente T-Lymphozyten: Diese sind in der Lage, jeweils ein spezifisches Antigen zu erkennen.

Das Thymusgewebe wird von einem mehr oder weniger dichten Netz aus Epithelzellen durchzogen, in das die Thymozyten eingebettet sind. Dem Epithelnetz liegen dendritische Zellen auf, die von Knochenmarkvorläuferzellen abstammen. Epithelzellen und dendritische Zellen exprimieren in großen Mengen die Antigene des **Haupthistokompatibilitätskomplexes** (▶ Kap. 7). Die Einwirkung dieser Expressionsprodukte auf die Thymozyten stellt den entscheidenden Schritt bei der Ausformung des T-Zell-Erkennungsrepertoires dar. Als **Antigenrepertoire** bezeichnet man die Gesamtheit aller durch Lymphozyten erkennbaren Strukturen.

3.2   Bursa Fabricii und Bursaäquivalent

Die Bursa Fabricii ist ein primär-lymphatisches Organ; bei Vögeln erfolgt hier die B-Zell-Differenzierung. Säugern fehlt das Organ. Bei ihnen läuft die B-Zell-Differenzierung in weit verstreuten Bereichen ab, die man zusammenfassend als Bursaäqui-

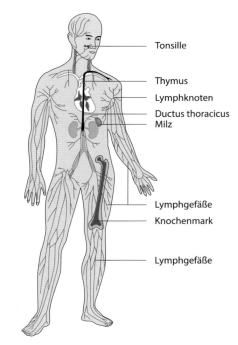

◘ Abb. 3.1 Übersicht über die Organe des Immunsystems

Tonsille

Thymus

Lymphknoten

Ductus thoracicus
Milz

Lymphgefäße

Knochenmark

Lymphgefäße

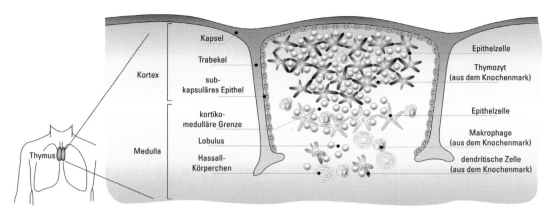

◘ Abb. 3.2 Thymus: Schematischer Ausschnitt dreier auch makroskopisch sichtbarer Lobuli mit den unterschiedlichen Zelltypen in Thymuskortex und -medulla

valent bezeichnet. Hierzu gehören beim Fetus die Leber und beim Erwachsenen das Knochenmark; in beiden Organen findet zudem auch die Hämatopoese statt (► Kap. 2).

3.3 Lymphknoten

Menschliche Lymphknoten haben meist die Form und Größe einer Bohne. Sie finden sich, in Gruppen angeordnet, an ganz verschiedenen Stellen des Körpers. Ein Lymphknoten ist für die Drainage eines bestimmten Körperbereichs zuständig; er stellt den Ort dar, an dem die **spezifische Immunantwort** gegen diejenigen Antigene ausgelöst wird, die in den jeweils drainierten Körperbereich eingedrungen sind.

Der Lymphknoten ist von einer Kapsel umgeben, von der aus wie im Thymus Trabekel radiär ins Innere ziehen (◘ Abb. 3.3). Eine große Zahl **afferenter Lymphgefäße** mündet in den Knoten ein. Mit der zufließenden Lymphe wird das Antigen aus der Umgebung in den Lymphknoten transportiert. Obwohl es passiv in den Lymphknoten gelangen kann, wird es meist von dendritischen Zellen im Gewebe aufgenommen und von diesen aktiv in den Lymphknoten »verschleppt«. Im Hilus findet man das **efferente Lymphgefäß** und die versorgenden Blutgefäße. Ein Lymphknoten besteht aus einem Netz von Retikulumzellen, in das zahlreiche Lymphozyten eingebettet sind.

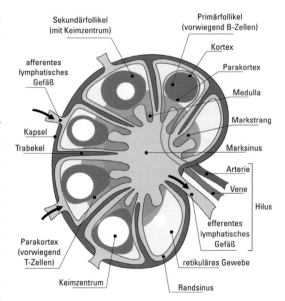

◘ Abb. 3.3 Lymphknoten

Die B-Lymphozyten finden sich in den kortikalen Primärfollikeln. Nach einem Antigenreiz entwickeln sich daraus **Sekundärfollikel**. Im Sekundärfollikel bildet sich ein Keimzentrum aus, das bis hin zum Parakortex, der Übergangszone zur Medulla, reichen kann. Hier differenzieren sich **antigenstimulierte B-Zellen** zu **antikörperproduzierenden Plasmazellen.** Die Lymphozyten des retikulären Gewebes befinden sich zum großen Teil

3

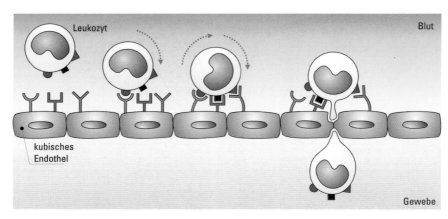

◼ **Abb. 3.4** Leukozytenwanderung aus dem Blut durch das kubische Endothel ins Gewebe

auf der Wanderung durch den Lymphknoten; es sind hauptsächlich T-Zellen. Hieraus ergeben sich folgende Begriffsbestimmungen:
- Die **Rinde** (Kortex) des Lymphknotens, in der die Follikel dominieren, wird als **thymusunabhängig** bezeichnet.
- Die Übergangszone zwischen Kortex und Medulla, der **Parakortex**, in der das interfollikuläre Gewebe vorherrscht, wird als **thymusabhängig** angesehen.

Bei der **Wanderung der Lymphozyten vom Blut in die Lymphe** (▶ Abschn. 3.6) sind die Lymphknoten der entscheidende Übergang: Das Blut gelangt über die Arterie in den Lymphknoten und dort in die Blutkapillaren, die in die postkapillären Venolen münden; diese sind von kubischen Endothelzellen ausgekleidet. Endothelzellen und T-Lymphozyten besitzen jeweils komplementäre Oberflächenmoleküle, über welche die beiden Zelltypen miteinander interagieren. Nach dieser Interaktion durchwandern die Lymphozyten das Endothel, gelangen in das interfollikuläre Gewebe und schließlich in die efferente Lymphe (◼ Abb. 3.4).

Über die efferenten lymphatischen Gefäße gelangen die Leukozyten aus dem Gewebe in den Lymphknoten. Dies sind insbesondere Lymphozyten, dendritische Zellen und Monozyten.

Ein **Antigen**, das erstmals in einen Lymphknoten gelangt, wird von dendritischen Zellen in der tiefen Rinde abgefangen, sodann verdaut und verarbeitet; schließlich wird es den Lymphozyten in geeigneter Form präsentiert. Meist wird das Antigen bereits am Ort seiner Ablagerung im Körper von dendritischen Zellen aufgenommen und von diesen in den drainierenden Lymphknoten transportiert. Damit ist der Anstoß zur Immunreaktion gegeben. Als deren Resultat entstehen Antikörper und T-Zellen, die für das induzierende Antigen spezifisch sind. Bestimmte Botenstoffe, sog. **Chemokine**, steuern die gerichtete Wanderung von dendritischen Zellen und Lymphozyten zwischen Gewebe und Lymphknoten (▶ Kap. 9).

3.4   Diffuses lymphatisches Gewebe

An jenen Stellen des Körpers, die dem Angriff von Mikroorganismen besonders ausgesetzt sind, findet man Anhäufungen geringgradig organisierten Lymphgewebes, z. B. im Gastrointestinaltrakt. Dazu zählen (◼ Abb. 3.1):
- **Tonsillen** (Mandeln) im Rachenbereich
- **Appendix** (A. vermiformis; Wurmfortsatz des Blinddarmes)
- **Peyer-Plaques** im Dünndarm

Hier liegen Follikel mit plasmazellreichem Keimzentrum, in denen insbesondere Antikörper der Klasse IgA produziert werden. Diese Effektoren sind Träger der lokalen Infektabwehr.

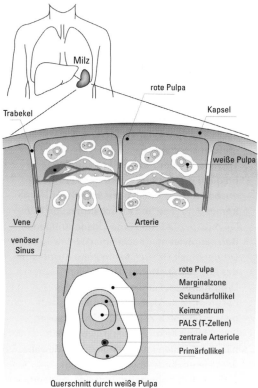

Querschnitt durch weiße Pulpa

◘ Abb. 3.5 Milz

3.5 Milz

Die Milz hat die Aufgabe, Antigene aus dem Blutkreislauf abzufangen. Das Organ wird von einer Kapsel umgeben, von der aus Trabekel ins Innere ziehen.
Man unterteilt das Milzgewebe in (◘ Abb. 3.5):

- **Rote Pulpa:** Namensgebend sind die hier
  dominierenden Erythrozyten.
- **Weiße Pulpa:** Sie macht etwa 20% des Milz-
  gewebes aus und ist um die Arteriolen herum
  lokalisiert. In ihr überwiegen die namens-
  gebenden Leukozyten: Neben Lymphozyten
  findet man hier die für die Antigenver-
  arbeitung und -präsentation notwendigen
  Makrophagen und dendritischen Zellen.
  Histologisch sind unterscheidbar:
  - **Periarterielle Lymphozytenscheiden**
    (PALS) sind Ansammlungen von T-Lympho-
    zyten um verzweigte Arteriolen.

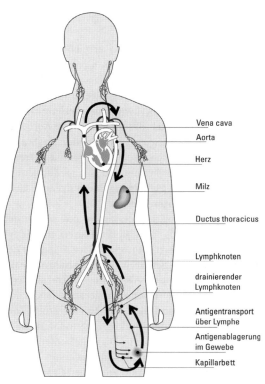

◘ Abb. 3.6 Lymphozytenrezirkulation

- Die an PALS angrenzenden **Follikel**
  sind reich an B-Lymphozyten; je nach
  Stimulationszustand lassen sich unterscheiden:
  - unstimulierte Primärfollikel ohne
    Keimzentrum
  - antigenstimulierte Sekundärfollikel mit
    deutlichem Keimzentrum
- Follikel und PALS sind von einer Marginal-
  zone umgeben.

3.6 Lymphozytenrezirkulation

Reife T-Lymphozyten befinden sich auf einer
kontinuierlichen Wanderung (Rezirkulation) zwischen den sekundär-lymphatischen Organen (vgl.
◘ Abb. 3.1). Die T-Lymphozyten-Rezirkulation bietet dem Immunsystem die Möglichkeit, die Antigene eingedrungener Krankheitserreger mit dem
Großteil des reifen Lymphozytenpools in Berüh-

3

rung zu bringen und die Lymphozyten die Antigene »mustern« zu lassen.

Die Gewebelymphozyten erreichen über die afferenten Lymphgefäße die drainierenden Lymphknoten (vgl. ◘ Abb. 3.3); sie verlassen diese sodann über die efferenten Lymphgefäße und erreichen via **Ductus thoracicus** (Lymphsammelstamm) und linken Venenwinkel die Blutbahn (◘ Abb. 3.6). Durch das spezialisierte Endothel der **postkapillären Venolen** (»high endothelial venules«) treten sie aus dem Blutstrom aus und gelangen erneut in die Lymphe. Dieser Übergang findet in erster Linie **in den Lymphknoten** statt.

Die Zahl der T-Lymphozyten, die abseits der Lymphknoten aus den Blutkapillaren in andere Gewebe einwandern, ist normalerweise klein. Dies ändert sich bei bestimmten Entzündungsreaktionen, z. B. bei der Absiedlung intrazellulärer Bakterien oder bei einer verzögerten allergischen Reaktion; in diesen Fällen verlässt eine große Zahl von Lymphozyten den Blutkreislauf und wandert in das befallene Gewebe ein. Diese gerichtete Wanderung wird durch Chemokine gesteuert. So entstehen bei chronischen Entzündungen **Granulome**, die in mehrfacher Hinsicht lymphatischen Organen ähneln.

Die Anwesenheit von Antigen im Lymphknoten oder in der Milz eines bereits immunisierten Individuums verzögert die Durchwanderung: Die Lymphozyten verweilen jetzt länger im lymphatischen Organ als sonst. Dies wird als **Trapping** (Abfangen) bezeichnet. Trapping ermöglicht die Ausbildung einer effektiven Immunantwort gegen das eingedrungene Antigen und vergrößert das betroffene Organ meistens.

Organe des Immunsystems

Primäre Organe Knochenmark, Thymus, Bursaäquivalent; hier reifen Lymphozyten antigenunabhängig heran.

Sekundäre Organe Milz, Lymphknoten, diffuses Lymphgewebe; hier kommt es zum Antigenkontakt und zur antigenspezifischen Lymphozytenaktivierung und -differenzierung.

Thymus Ort der T-Zell-Reifung und Ausprägung des Antigenrepertoires der T-Zellen: Ausbildung der T-Zellen mit Spezifität für fremde Antigene und Ausschaltung von T-Zellen mit Spezifität für körpereigene Antigene.

Bursaäquivalent Knochenmark, fetale Leber; Ort der B-Zell-Differenzierung und Ausprägung des Antigenrepertoires der B-Zellen.

Lymphknoten Für die Drainage eines bestimmten Körperbezirks zuständig; antigenspezifische B-Zell-Reifung in kortikalen Follikeln mit Keimzentrum (thymusunabhängig); T-Zellen im interfollikulären Gewebe der tieferen Rinde (thymusabhängig).

Diffuses Lymphgewebe Tonsillen, Appendix, Peyer-Plaques; gering organisierte Follikel mit Plasmazellen, die vornehmlich IgA sezernieren.

Milz Rote Pulpa zur Blutfilterung mit überwiegend Erythrozyten; weiße Pulpa mit überwiegend Leukozyten. B-Zellen dominieren in Follikeln mit Keimzentren, T-Zellen in den periarteriellen Lymphozytenscheiden.

Lymphozytenrezirkulation ermöglicht das Mustern des Gewebes auf abgelagertes Fremdantigen; Lymphozyten wandern vom Gewebe über afferente Lymphgefäße in die Lymphknoten, von dort über efferente Lymphgefäße und Ductus thoracicus in die Blutbahn und über postkapilläre Venolen zurück ins Gewebe.

Antikörper und ihre Antigene

S. H. E. Kaufmann

Stefan H. E. Kaufmann, *Basiswissen Immunologie*,
DOI 10.1007/978-3-642-40325-5_4, © Springer-Verlag Berlin Heidelberg 2014

Einleitung

Antikörper oder Immunglobuline sind die Vermittler der erworbenen humoralen Immunantwort. Sie werden von Plasmazellen gebildet, die sich aus B-Lymphozyten entwickeln. Eine Plasmazelle produziert Antikörper einer Spezifität und einer Klasse. Gedächtnis-B-Zellen bauen nach Zweitkontakt mit dem Antigen eine stärkere Immunantwort auf.

4.1 Antikörper

Serumproteine werden durch Fällung mit neutralen Salzen (z. B. Ammoniumsulfat) in eine lösliche und eine unlösliche Fraktion aufgetrennt:

- Das lösliche Material stellt die **Albuminfraktion** dar.
- Das unlösliche Material bildet die **Globulinfraktion**; sie enthält u. a. die Antikörper, die etwa 20 % der gesamten Plasmaproteine ausmachen.

Um die Antikörper von den anderen Proteinen der Globulinfraktion sprachlich abzugrenzen, benutzt man den Ausdruck **Immunglobuline** (Ig).

4.1.1 Aufbau der Immunglobuline – IgG-Grundmodell

Wir unterscheiden 5 Antikörperklassen: **IgG, IgM, IgA, IgD** und **IgE** (■ Tab. 4.1). Der Aufbau der Antikörper aller Klassen lässt sich aus dem Ig-Grundmodell ableiten, das die Form eines Ypsilons hat: Es besteht aus:

- 2 **leichten Ketten:** L-Ketten von »light«, Molekularmasse 25000 Dalton
- 2 **schweren Ketten:** H-Ketten, von »heavy«, Molekularmasse je nach Ig-Klasse 50000–70000 Dalton

In jedem Ig-Molekül sind die beiden leichten und die beiden schweren Ketten jeweils identisch (■ Abb. 4.1). Sie werden durch kovalente Bindungen in Gestalt von **Disulfidbrücken** und durch nichtkovalente Kräfte zusammengehalten.

Es gibt 2 verschiedene Ausprägungen der leichten Ketten. Sie werden κ und λ genannt. Alle Anti-

körpermoleküle enthalten unabhängig von ihrer Klassenzugehörigkeit entweder L-Ketten vom κ- oder λ-Typ. So enthält z. B. ein Ig-Molekül entweder 2 κ- oder 2 λ-Ketten.

Die schweren Ketten treten in 5 Formen auf; die Symbole sind γ, μ, α, ε und δ. Die H-Ketten-Charakteristik bestimmt die Ig-Klasse. IgG hat das H-Kettenmerkmal γ, IgM das Merkmal μ, für IgA gilt sinngemäß α, für IgE ε, für IgD δ. In jeder Ig-Klasse kommt also nur ein einziger H-Kettentyp vor. In diesem Sinne enthält IgG stets γ-Ketten, IgM μ-Ketten, IgA α-Ketten, IgE ε-Ketten und IgD δ-Ketten.

Da die schweren Ketten der Subklassen von IgG und IgA sich nochmals voneinander unterscheiden, werden sie beim Menschen als γ1, γ2, γ3 und γ4 sowie α1 und α2 bezeichnet. Die **Grundstruktur** der einzelnen Ig-Klassen lässt sich leicht in einer Kurzbezeichnung ausdrücken. Beim IgG1 lautet die entsprechende Formel γ1κ oder γ1λ; beim IgM μκ oder μλ.

4.1.2 Antikörperfragmente nach enzymatischem Abbau

Zur Aufklärung der Antikörperstruktur haben Abbaustudien mit den Enzymen Papain und Pepsin entscheidend beigetragen (■ Abb. 4.1):

Papain spaltet das IgG-Molekül unter geeigneten Bedingungen in 3 Fragmente, 2 von ihnen sind identisch und binden beide Antigene.

- Das 3. Fragment ist zur Antigenbindung unfähig. Bei Antikörpern ein- und derselben Klasse ist es homogen und kristallisiert leicht aus. Es wird deshalb als **Fc** abgekürzt (»fragment **c**rystallizable«). Das Fc-Stück vermittelt beim intakten Antikörper diverse biologische Funktionen; diese sind bei allen Antikörpern einer Klasse, unabhängig von der Antigenspezifität, vorhanden:
  - Das Fc-Stück des IgG oder des IgM aktiviert z. B. das Komplementsystem.
  - Das Fc-Stück des IgE vermittelt die Bindung dieser Antikörper an Mastzellen.
- Im Unterschied zum Fc-Stück sind die antigenbindenden Fragmente bei Antikörpern unterschiedlicher Spezifität heterogen: Sie wer-

4

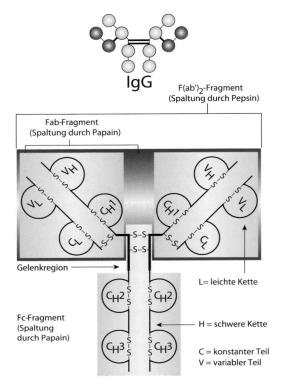

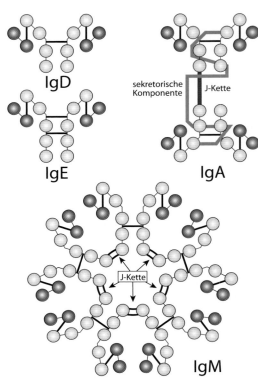

☐ **Abb. 4.1** Antikörper: Grundstruktur und Domänen

den mit **Fab** (»**f**ragment **a**ntigen **b**inding«) abgekürzt. Das Fab-Fragment ist somit für die Antigenspezifität eines Antikörpers verantwortlich.

Durch Behandlung mit **Pepsin** wird das IgG-Molekül anders gespalten (☐ Abb. 4.1):
- Das antigenbindende Fragment ist schwerer und enthält noch Disulfidbrücken; es besitzt 2 Antigenbindungsstellen und wird als F(ab')2 bezeichnet.
- Der Fc-Abschnitt des Antikörpermoleküls zerfällt bei dieser Behandlung in mehrere Bruchstücke.

4.1.3 Antikörperdomänen

Als **Domänen** bezeichnen wir Proteinabschnitte, die einen hohen Grad an Homologie aufweisen. Homologie bezieht sich hierbei auf die Ähnlichkeit

der Aminosäuresequenz. Domänen sind wiederholt ausgeprägte (repetitive) Elemente einer Proteinkette; man führt ihre Abstammung auf eine gemeinsame Vorläufereinheit zurück. Bei Antikörpern umfasst eine Domäne einen Abschnitt von ca. 110 Aminosäuren. Durch eine ketteneigene Disulfidbrücke erhält die Antikörperdomäne die Struktur einer Schleife (☐ Abb. 4.1).

Domänen der leichten Ketten

Die leichten Ketten vom κ- oder λ-Typ bestehen aus etwa 220 Aminosäuren:
- Die aminoterminalen 110 Aminosäuren zeigen bei Antikörpern verschiedener Spezifität eine hohe Variabilität. Dieser Bereich wird deshalb als **variable Region** der leichten Kette bezeichnet, kurz V_L bzw. V_κ und V_λ.
- Dagegen sind die karboxyterminalen 107 Aminosäuren bis auf geringe Unterschiede gleich; sie bilden die **konstante Region**, kurz C_L bzw. C_κ und C_λ.

Die variable und konstante Region der leichten Kette bestehen damit aus jeweils einer Domäne. Betrachtet man den Fc-Abschnitt des Antikörpermoleküls als dessen Zentrum, so liegt die konstante Region der L-Kette zentralwärts und die variable Region peripherwärts (◘ Abb. 4.1).

Domänen der schweren Ketten

Die schweren Ketten unterscheiden sich voneinander stärker als die leichten Ketten; sie sind nicht nur für die Unterschiede zwischen den einzelnen Antikörperspezifitäten, sondern auch für die Zugehörigkeit zu den Ig-Klassen verantwortlich. Der allgemeine Bauplan gilt jedoch für alle schweren Ketten:

Eine schwere Kette ist aus ca. 440 oder 550 Aminosäuren aufgebaut. Die variable Region (V_H) am aminoterminalen Ende besteht auch hier aus einer Domäne von 110 Aminosäuren, während die konstante Region (C_H) in 3 bzw. 4 Domänen von jeweils ca. 110 Aminosäuren gegliedert ist. Die Domänen im konstanten Teil der schweren Ketten werden mit C_H1, C_H2, C_H3 bezeichnet. Dies gilt für die Ketten des Typs γ, α und δ. Bei den Ketten des Typs μ und ε kommt noch eine 4. Domäne C_H4 hinzu.

Je 2 leichte Ketten ein- und desselben Typs (also κ oder λ) sind mit 2 schweren Ketten ein- und desselben Typs (also γ, μ, α, ε oder δ) über Disulfidbrücken so verbunden, dass sich die homologen Domänen der leichten und der schweren Ketten gegenüberliegen. V_L liegt also vis-à-vis von V_H und C_L vis-à-vis von C_H1. Bei den Klassen IgG, IgD, IgE und IgA ist das so beschriebene (aus 4 Ketten bestehende) Molekül mit dem Antikörper identisch, bei den Polymeren IgM und dem sekretorischen IgA stellt es eine Untereinheit dar (◘ Abb. 4.1).

Zwischen C_H1- und C_H2-Domäne liegen etwa 15 Aminosäuren. Hier befinden sich diejenigen Disulfidbrücken, welche die beiden schweren Ketten miteinander verbinden, sowie die Angriffspunkte für die Enzyme Papain und Pepsin. Dieses Gebiet zeigt keine Sequenzhomologie mit den Domänen und ist für jede Ig-Klasse charakteristisch. Der Antikörper gewinnt durch diesen Sequenzabschnitt eine große Flexibilität und kann dadurch unterschiedlich weit entfernte Epitope gleichzeitig binden. Er wird deshalb als **Gelenk-** oder **Scharnier-Region** (»hinge region«) bezeichnet.

Die Domänen der schweren Ketten tragen unterschiedlich viele **Kohlenhydratreste**. Die Kohlenhydratbindungsstellen sind bei den einzelnen Klassen und Subklassen unterschiedlich lokalisiert. Beim humanen IgG, bei dem der Kohlenhydratanteil 2–3 % beträgt, sind die Zucker lediglich an die C_H2-Domäne gebunden, während beim IgM mit 12 % Kohlenhydratanteil alle 4 konstanten Domänen Kohlenhydratreste tragen.

4.1.4 Antigenbindungsstelle und hypervariable Bereiche

Die Domänen V_H und V_L bilden zusammen die Antigenbindungsstelle. Die Tatsache, dass 2 verschiedene Polypeptidketten an der Bindungsstelle beteiligt sind, trägt zur Erhöhung der Antikörpervielfalt bei (▶ Abschn. 4.12.2). Wie genauere Untersuchungen ergaben, variieren innerhalb der variablen Domänen nicht alle Aminosäuren gleichmäßig stark: Neben konstanten und geringgradig variablen Bereichen (Rahmenbezirken) gibt es **hypervariable Bezirke**. Diese sind für die Spezifität des Antikörpers maßgebend: Der Antikörper kann mit dem kritischen Molekülabschnitt des Antigens, dem Epitop, nur dann reagieren, wenn die hypervariablen Abschnitte seiner H- und seiner L-Ketten eine dafür geeignete Aminosäuresequenz aufweisen. Ist dies der Fall, dann kann der Antikörper das Epitop binden. Man bezeichnet das für die Bindung geeignete Strukturverhältnis zwischen Antigen und Antikörper als **Komplementarität**.

4.1.5 Antikörperklassen

◘ Tab. 4.1 fasst die wichtigsten Eigenschaften der einzelnen Antikörperklassen zusammen.

Immunglobulin G

Antikörper der Klasse IgG sind Monomere mit 150.000 Dalton (150 kD) Molekularmasse und einer Sedimentationskonstante von 7 S. Ihre Struktur kommt dem oben beschriebenen Grundmolekül am nächsten. IgG-Antikörper sind mit einem Anteil von ca. 75 % am Gesamt-Ig die biologisch

◘ Tab. 4.1 Wichtige Charakteristika menschlicher Immunglobuline

	IgG	IgA	IgM	IgD	IgE
Schwere Ketten	γ1, γ2, γ3, γ4	α1, α2	μ	δ	ε
Leichte Ketten	κ, λ	κ, λ	κ, λ	κ, λ	κ, λ
Molekularmasse (kD)	150	150, 380	970	180	190
Serumkonzentration:					
mg/100 ml	1300	350	150	3	0,03
%	75–85	7–15	5–10	0,3	0,003
Valenzen	2	2 oder 4	2 oder 10	2	2
Aktivierung des klassischen Komplementweges	+ (IgG1, IgG2, IgG3)	–	+	–	–
Aktivierung des alternativen Weges	–	+	–	–	–
Plazentadurchgängigkeit	+ (IgG2, IgG4)	–	–	–	–
Zielzellen	Makrophagen, Neutrophile (IgG1, IgG3)	–	–	?	Basophile, Eosinophile
Funktion	präzipitierend, agglutinierend, opsonisierend, neutralisierend; Sekundärantwort	lokale Ig	ähnlich wie IgG (nicht direkt opsonisierend); natürliche Ak; Primärantwort	Antigen-rezeptor auf B-Zellen	Reagine (Sofort-allergie)

Ak, Antikörper; kD, Kilodalton

wichtigste Antikörperklasse. Sie kommen nicht nur im Serum, sondern auch in anderen Körperflüssigkeiten (Sekrete, Synovial-, Pleural-, Peritoneal-, Amnionflüssigkeit etc.) vor. Die Klasse IgG enthält die für die **Sekundärantwort** (▶ Abschn. 4.6) typischen Antikörper. Sie lässt sich aufgrund geringerer Unterschiede noch einmal in folgende Subklassen unterteilen – Mensch: IgG1 bis IgG4; Maus: IgG1, IgG2a, IgG2b und IgG3.

Immunglobulin M

Antikörper der Klasse IgM haben eine Molekularmasse von 970 kD und eine Sedimentationskonstante von 19 S. Sie sind Pentamere und bestehen aus 5 identischen Untereinheiten mit je 180 kD. Diese sind über Disulfidbrücken verbunden. Für den Zusammenhalt der 5 Untereinheiten ist ein Polypeptid mit 15 kD Molekularmasse mitverantwortlich: die **J-Kette** (»joining«; ◘ Abb. 4.1).

IgM macht etwa 10 % des Gesamt-Ig aus. Es repräsentiert in typischer Weise diejenigen Antikörper, die bei der **Primärantwort** (▶ Abschn. 4.6) gegen ein Antigen entstehen und früh im Blut auftauchen. Da für die IgM-Antwort kein immunologisches Gedächtnis besteht, ist ein plötzlicher IgM-Titer-Anstieg ein wichtiger Hinweis auf eine kürzliche **Erstinfektion**. IgM-Monomere auf der Oberfläche von B-Lymphozyten (m-IgM = Membran-IgM) dienen als zellständige Antigenrezeptoren.

Immunglobulin A

IgA kommt als Monomer und Dimer, aber auch als höherwertiges Polymer vor. IgA-Monomere haben eine Molekularmasse von 150 kD, IgA-Dimere 380 kD. IgA machen im Serum ca. 15 % des Gesamt-Ig aus.

Wichtiger als Serum-IgA ist das **sekretorische IgA**, das in den externen Körperflüssigkeiten (Tracheobronchial-, Intestinal- und Urogenitalschleim, Milch, Kolostrum etc.) enthalten ist. Es stellt eine bedeutende Abwehrbarriere für Krankheitserreger dar. Sekretorisches IgA liegt als **IgA-Dimer** vor:

- 2 IgA-Monomere sind durch eine **J-Kette** verbunden.
- Ein weiteres Polypeptid mit 70 kD Molekularmasse, die sog. **sekretorische Komponente** des IgA-Dimers (◘ Abb. 4.1), wird von Epithelzellen gebildet, ermöglicht den Dimertransport durch diese Zellen und schützt es weitgehend vor proteolytischem Abbau.

Beim Menschen existieren 2 IgA-Subklassen: IgA1 und IgA2.

Immunglobulin D

IgD-Moleküle sind Monomere mit 170–200 kD Molekularmasse und einem Anteil von weniger als 1 % der Serumimmunglobuline. IgD wird in freier Form rasch abgebaut. In seiner Hauptaufgabe fungiert es bei ruhenden B-Zellen als **Antigenrezeptor**. IgD wird von Plasmazellen jedoch nicht sezerniert.

Immunglobulin E

IgE-Antikörper sind Monomere mit 190 kD Molekularmasse. Im Serum macht freies IgE nur einen verschwindend kleinen Anteil aus. Basophile und eosinophile Granulozyten sowie Mastzellen besitzen für das Fc-Stück des IgE-Antikörpers Rezeptoren mit hoher Affinität (▶ Abschn. 4.8). Dies ist der Grund dafür, dass der weitaus größte Teil des IgE zellgebunden vorliegt. Gebundenes IgE funktioniert auf Eosinophilen, Basophilen und Mastzellen wie ein Antigenrezeptor. Seine Reaktion mit einem Antigen bewirkt die Ausschüttung von Mediatoren der **anaphylaktischen Reaktion**. IgE gilt deshalb als Träger der **Sofortallergie**. Es spielt auch bei der Infektabwehr gegen **pathogene Würmer** eine wichtige Rolle.

4.2 Von B-Lymphozyten erkannte Antigene

Ein Antigen ist ein Molekül, das in vivo und in vitro mit den Trägern der Immunkompetenz (T-Zellen und Antikörper) spezifisch und biologisch wirksam reagieren kann. An dieser Stelle werden nur die Antigene der humoralen Immunantwort behandelt. Chemisch gehören sie in 1. Linie zu den Proteinen und Kohlenhydraten. Lipide und Nukleinsäuren besitzen, wenn überhaupt, nur schwache Antigenität.

Ein Antikörper erkennt auf dem Antigen nur einen relativ kleinen Molekülbereich, das **Epitop** oder die **Determinante**. Ein Antigenmolekül trägt in der Regel mehrere Determinanten. Die Epitope der Proteine bestehen aus 6–8 Aminosäuren, die von Kohlenhydraten aus 6–8 Monosaccharidmolekülen. Die Determinanten des Antigens lassen sich isolieren oder künstlich herstellen. Freie Epitope dieser Art nennt man **Haptene**. Haptene können zwar mit Antikörpern reagieren; für sich allein vermögen sie aber keine Immunantwort hervorzurufen. Durch Kopplung an ein großes **Trägermolekül** wird das Hapten zum **Vollantigen**. Dieses kann im Versuchstier eine (hapten) spezifische Immunantwort hervorrufen.

Biologisch hängt die **Antigenität** eines Moleküls vom Grad der Fremdheit zwischen Antigen und Organismus ab. Im Allgemeinen haben körpereigene Moleküle für das Individuum, von dem sie abstammen, keine Antigenwirkung. Proteine verschiedener Individuen wirken innerhalb einer Spezies häufig nicht als Antigene. Menschen reagieren z. B. nicht auf Humanalbumin, während Rinderalbumin, das chemisch nur geringfügig vom Humanalbumin abweicht, für den Menschen stark antigen wirkt.

Es gibt jedoch Substanzen, deren Struktur bei verschiedenen Individuen einer Spezies variiert und die innerhalb der Spezies u. U. als Antigene wirken. Beispiele hierfür sind die **Blutgruppensubstanzen** (▶ Kap. 6), die **Ig-Allotypen** (s. u.) und die **Haupthistokompatibilitätsantigene** (▶ Kap. 7). Für die beschriebenen Beziehungen zwischen dem Grad der Fremdheit und der Antigenität haben sich die folgenden Begriffe eingebürgert:

- **Autologe** oder **autogene Situation:** Antigen und Antikörper stammen vom selben Individuum. Normalerweise wirkt das entsprechende

Molekül nicht als Antigen. Es gibt aber Zustände, bei denen autologe Antigene eine Immunreaktion hervorrufen und dadurch zur **Autoimmunerkrankung** führen können.

- **Syngene Situation:** Antigen und Antikörper stammen von genetisch identischen Individuen. Syngene Verhältnisse liegen bei eineiigen Zwillingen vor und bei für immunologische oder genetische Untersuchungen gezüchteten Inzuchttieren. Immunologisch ist die syngene Beziehung mit der autologen identisch (▸ Kap. 7).

- **Allogene Situation:** Antigene, die bei Individuen einer Spezies in unterschiedlicher Form vorkommen, wirken als Alloantigene.

- **Xenogene Situation:** Antigen und Antikörper stammen von verschiedenen Arten ab. Xenoantigene stellen die stärksten Antigene dar. Sie werden manchmal als heterologe Antigene oder Heteroantigene bezeichnet (nicht zu verwechseln mit heterogenetischen [heterophilen] Antigenen).

Als **heterogenetische** oder **heterophile Antigene** bezeichnet man immunologisch ähnliche oder identische Antigene, die bei verschiedenen Spezies vorkommen (▸ Kap. 6). Diese werden von sog. kreuzreaktiven Antikörpern über die Speziesbarriere hinweg erkannt. Die Antikörper kreuzreagieren also mit Strukturen von unterschiedlichen Spezies. Die heterogenetischen Antigene von Darmbakterien werden für die Entstehung der natürlichen Antikörper gegen die Blutgruppenantigene des AB0-Systems verantwortlich gemacht (▸ Kap. 6); heterogenetische Antigene mikrobieller Herkunft können zu Autoimmunerkrankungen führen (▸ Kap. 10).

4.3   Antikörper als Antigene

Als Glykoproteine üben Antikörper im Organismus einer anderen Art oder in einem fremden Individuum die Wirkung eines Antigens aus. Die dafür maßgeblichen Determinanten lassen sich in 3 Kategorien einordnen:
- Isotypen
- Allotypen
- Idiotypen

Isotypen Als Isotyp bezeichnet man die Merkmale im konstanten Teil der leichten und der schweren Ketten. Dementsprechend sind isotypische Determinanten für einen Kettentyp charakteristisch; sie sind bei allen Individuen einer Spezies gleich. Ein Antikörper gegen die isotypische Determinante der γ-Kette reagiert mit dem IgG aller Normalpersonen; ein Antikörper gegen eine isotypische Determinante der κ-Kette reagiert mit allen Antikörpern der Klasse IgG, IgA, IgM, IgD und IgE, sofern sie leichte Ketten vom κ-Typ tragen. Die isotypischen Determinanten der schweren Ketten bestimmen die Antikörperklasse.

Allotypen Einige Individuen zeigen in der schweren γ- oder α-Kette bzw. in den leichten Ketten eine Abänderung, die auf eine Aminosäurensubstitution im konstanten Bereich zurückzuführen ist. So findet man bei einigen Individuen in Position 436 des IgG3 einen Aminosäureaustausch, der zu einer allotypischen Antikörpervariante führt. Allotypen wirken im Körper von Individuen, die davon frei sind, als Antigen.

Idiotypen Antikörper mit unterschiedlichen Antigenspezifitäten unterscheiden sich in ihrem variablen Bereich. Wie oben beschrieben (▸ Abschn. 4.1.4) ist dies auf unterschiedliche Aminosäuresequenzen im Bereich der Antigenbindungsstelle zurückzuführen. Dadurch kommt es an der Antigenbindungsstelle zur Bildung von Determinanten, die für die Antikörper einer bestimmten Spezifität jeweils charakteristisch sind. Diese Determinanten werden als Idiotypen bezeichnet. Sie können autoimmunogen wirken und das Immunsystem, das sie produziert hat, stimulieren. Weiterhin können Antikörper gegen den Idiotypen das Antigen »imitieren«, für das der idiotyptragende Antikörper spezifisch ist.

4.4   Mitogene

Bestimmte Moleküle besitzen die Fähigkeit, Lymphozyten unabhängig von deren Antigenspezifität zu stimulieren mit der Folge, dass eine große Zahl verschiedener Lymphozytenklone mit der Mitose beginnt. Derartige Moleküle heißen deshalb Mitogene. Ihre Hauptvertreter sind die Lektine.

Lektine sind Moleküle, die meist von Pflanzen stammen und mit bestimmten Kohlenhydraten spezifisch reagieren. Lektine können sich an Zellen heften, die den entsprechenden Zuckerbaustein auf ihrer Oberfläche tragen:

- Das Lektin Concanavalin A (ConA) stimuliert T-Lymphozyten des Menschen und der Maus.
- Das Lektin Pokeweed-Mitogen (PWM) stimuliert menschliche T- und B-Lymphozyten.
- Die Lipopolysaccharide (LPS) gramnegativer Bakterien stimulieren B-Lymphozyten.

4.5 Adjuvanzien

Adjuvanzien (Sg.: das Adjuvans) erhöhen unspezifisch die biologische Wirkung eines Antigens, indem sie einen mehr oder weniger starken lokalen Gewebereiz hervorrufen. Dies führt dazu, dass der Organismus auf das verabreichte Antigen intensiver reagiert. Außerdem besitzen Adjuvanzien einen Depoteffekt: Sie verlangsamen die Diffusion des Antigens in das umgebende Gewebe.

- Im Tierexperiment verwendet man vielfach **inkomplettes Freund-Adjuvans.** Es besteht aus Mineralöl und induziert in 1. Linie die humorale Immunantwort.
- **Komplettes Freund-Adjuvans** enthält zusätzlich eine kleine Menge abgetöteter Mykobakterien und ruft eine zelluläre Immunantwort hervor.

Beide Adjuvanzien werden in Form einer Wasser-in-Öl-Emulsion appliziert. Die hervorgerufene Gewebeirritation ist so stark, dass die Freund-Adjuvanzien für den Menschen nicht zugelassen sind.

In der Humanmedizin verwendet man als Adjuvans **Aluminiumhydroxid** [Al(OH)$_3$], z. B. bei der Verabreichung von Toxoidimpfstoff. Dieses Adjuvans stimuliert in 1. Linie die humorale Immunantwort. Adjuvanzien, die eine zelluläre Immunantwort ohne Nebenwirkungen hervorrufen, sind leider noch immer selten. Einige Neuentwicklungen geben Anlass zu großer Hoffnung (▶ Kap. 11).

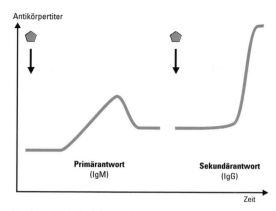

Antikörpertiter

Primärantwort (IgM)

Sekundärantwort (IgG)

Zeit

▢ **Abb. 4.2** Verlauf der Antikörperantwort. Die Serumantikörper der Primärantwort gehören zur IgM-Klasse, die der Sekundärantwort zur IgG-Klasse. Während der Sekundärantwort ist der Serumtiteranstieg schneller und stärker als bei der Primärantwort

4.6 Verlauf der Antikörperantwort

Wird der Säugerorganismus erstmals mit einem Antigen A konfrontiert, beginnt nach einiger Zeit und unter geeigneten Bedingungen eine messbare Antikörperproduktion, die **Primärantwort**. Meist steigt die Antikörperkonzentration im Blut (der »Serumtiter«) nach etwa 8 Tagen Latenz exponentiell an und erreicht dann ein Plateau. Anschließend fällt sie wieder ab (▢ Abb. 4.2). Die Antikörper der Primärantwort gehören hauptsächlich zur **IgM-Klasse**. Das Serum eines derart immunisierten Tiers wird als **Antiserum** bezeichnet. Die gebildeten Antikörper und damit auch das Antiserum sind spezifisch für A: Prinzipiell werden sie durch kein anderes Antigen hervorgerufen und reagieren auch mit keinem anderen Antigen.

Verabreicht man Antigen A nach Abfall des Antikörpertiters ein 2. Mal, ist die Latenzperiode sehr kurz; die Antikörperantwort fällt stärker aus und dauert länger an: **Sekundärantwort** oder anamnestische Reaktion. Diesmal überwiegen stets Antikörper der **IgG-Klasse** (▢ Abb. 4.2). Auch die Sekundärantwort ist antigenspezifisch. Dieser Sachverhalt ist für das Verständnis der Immunantwort von großer Bedeutung; er stellt u. a. die Grundlage für die Impfung gegen viele Krankheitserreger dar.

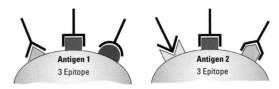

◘ **Abb. 4.3** Zwei Antigene mit unterschiedlichem, aber überlappendem Epitopmuster; aufgrund des einen gemeinsamen Epitops (rot) beider Antigene ergibt sich eine sog. Kreuzreaktion (▸ Abschn. 4.9) beider (oligoklonalen) Antikörpermischungen

4.7 Poly-, oligo- und mono- klonale Antikörper

Wie in ▸ Abschn. 4.11 ausführlich geschildert, werden Antikörper **einer** Spezifität von den Nachkommen (»Klon«) **einer** Zelle gebildet und sind deshalb identisch. Die Antikörperantwort gegen komplexe Antigene setzt sich aber aus Antikörpern unterschiedlicher Spezifität zusammen. »Poly-, oligo- bzw. monoklonal« bezieht sich darauf, dass für die Synthese dieser unterschiedlichen Antikörper sehr viele verschiedene Klone (polyklonal), einige verschiedene Klone (oligoklonal) bzw. ein einziger Klon (monoklonal) zuständig sind bzw. ist.

Da ein Proteinantigen zahlreiche Determinanten unterschiedlicher Struktur trägt, bildet der Organismus bei der Immunisierung gegen ein und dasselbe Antigenmolekül Antikörper mit unterschiedlicher Spezifität (◘ Abb. 4.3). Außerdem existieren für jede Determinante Antikörper mit verschieden großer Affinität (▸ Abschn. 4.8). Demnach ist die Antikörperantwort so gut wie immer polyklonal. Trägt das Antigen nur wenige Determinantentypen oder gar nur einen einzigen Strukturtyp, kann die Antikörperantwort oligoklonal ausfallen.

Mithilfe der B-Zell-Hybridisierungstechnik lassen sich große Mengen identischer Antikörpermoleküle mit gewünschter Spezifität produzieren; diese Antikörper sind monoklonal.

Monoklonale Antikörper unbekannter Spezifität werden beim **multiplen Myelom** gebildet. Bei dieser onkologischen Krankheit produzieren die Nachkommen eines transformierten Plasmazellklons Antikörper einer einzigen Spezifität und Klasse. Im Urin findet man meist größere Mengen freier L-Ketten, das sog. Bence-Jones-Protein. Das Serum enthält in der Regel hohe Konzentrationen eines monoklonalen Antikörpers (Myelomprotein).

Produktion monoklonaler Antikörper durch B-Zell-Hybridome Durch Verschmelzung antikörperproduzierender Plasmazellen mit geeigneten Tumorzellen ist es G. Köhler und C. Milstein erstmals gelungen, Zwitterzellen oder Hybridome zu schaffen. Diese vereinen die Fähigkeit der B-Zelle zur Antikörperproduktion mit der raschen und zeitlich unbegrenzten Vermehrungsfähigkeit der Tumorzelle. Einzelne Hybridomzellen liefern unter geeigneten Kulturbedingungen große Mengen identischer Nachkommen. Die von diesen Klonen produzierten Antikörper haben alle die gleiche Spezifität: Sie sind monoklonal.

Die Möglichkeit, monoklonale Antikörper herzustellen, hat nicht nur die **klonale Selektionstheorie** (▸ Abschn. 4.11) von F. M. Burnet bestätigt; sie brachte für zahlreiche biotechnologische Bereiche entscheidende Fortschritte. In der Medizin finden monoklonale Antikörper bei einer Fülle diagnostischer Fragestellungen Anwendung; ihr therapeutischer Einsatz hat insbesondere bei Krebs- und Autoimmunerkrankungen bereits begonnen.

4.8 Stärke der Antigen- Antikörper-Bindung

Die Reaktion zwischen Antigen und Antikörper führt zur Kopplung beider Moleküle. Es entsteht ein Komplex, an dessen Zustandekommen keine chemischen, sondern lediglich nichtkovalente Bindungskräfte beteiligt sind: Der Antigen-Antikörper-Komplex beruht auf **nichtkovalenten Bindungen** und ist daher reversibel. Die Bindung zwischen Antigen und Antikörper lässt sich durch Änderung der physikochemischen Milieubedingungen aufheben, etwa durch pH-Erniedrigung oder Erhöhung der Ionenstärke. Die Bindungsstärke eines Antikörpers an eine bestimmte Determinante wird als **Antikörperaffinität** bezeichnet. Gegenüber verschiedenen, aber ähnlichen Determinanten kann ein und derselbe Antikörper eine hohe oder niedrige Affinität besitzen.

Zur summarischen Charakterisierung der Bindungsstärke zwischen polyklonalen Antikörpern und ihrem homologen Antigen hat sich der Begriff **Avidität** eingebürgert; diese hängt u. a. ab von
- der Affinität der verschiedenen Antikörper für die Antigendeterminanten,
- der Konzentration der Antikörper und des Antigens.

4.9 Kreuzreaktivität und Spezifität

Ein bestimmter Antikörper kann durchaus mit unterschiedlichen Antigenen reagieren: Besitzen ansonsten unterschiedliche Antigene 1 und 2 eine gemeinsame Determinante X (roter Kubus in ◘ Abb. 4.3), so werden sämtliche Antikörper, die für diese Determinante spezifisch sind, mit dem Antigen 1 und auch mit Antigen 2 reagieren. Die X-erkennenden Antikörper werden als **kreuzreaktiv** bezeichnet. Zwar ist bei monoklonalen Antikörpern gewährleistet, dass sie für eine einzige Determinante spezifisch sind – dennoch werden monoklonale Antikörper, die gegen eine gemeinsame Determinante zweier Antigene gerichtet sind, mit diesen beiden ansonsten unterschiedlichen Antigenen kreuzreagieren.

Polyklonale Antiseren bestehen häufig aus einer Mischung antigenspezifischer und kreuzreaktiver Antikörper. Aus einem polyklonalen Antiserum kann man die kreuzreagierenden Antikörper durch Adsorption weitgehend entfernen und dadurch dessen Spezifität erhöhen.

4.10 Folgen der Antigen-Antikörper-Reaktion in vivo

In vivo ablaufende Reaktionen zwischen Antikörpern und löslichen oder unlöslichen, partikelhaften Antigenen haben für den Mikroorganismus beträchtliche primäre und sekundäre Folgen:
- Toxin- und Virusneutralisation
- Opsonisierung
- antikörperabhängige zellvermittelte Zytotoxizität
- Komplementaktivierung
- allergische Sofortreaktion
- Immunkomplexbildung

Auch die Reaktion zwischen Antigen und homologen Antikörpern **in vitro** bewirkt zahlreiche Effekte. Diese werden in ▸ Kap. 6 gesondert besprochen.

4.10.1 Toxin- und Virusneutralisation

Die spezifische Bindung von Antikörpern an bakterielle Toxine wie z. B. Diphtherie-, Tetanus-, Botulinustoxin verhindert die Bindung des Toxins an die zellulären Rezeptoren und blockiert auf diese Weise die Toxinwirkung (▸ Kap. 11). Bei bestimmten Viren führt die Reaktion mit Antikörpern ebenfalls zu deren Neutralisation. Antikörper verhindern die Bindung der Viren an ihre Zielzellen. Ein anderer Antikörpereffekt besteht darin, die Zahl der infektiösen Einheiten durch »Verklumpung« herabzusetzen. Diese »Antigenverklumpung« durch Antikörper wird als **Agglutination** bezeichnet (▸ Kap. 6).

4.10.2 Opsonisierung

Da Phagozyten (neutrophile Granulozyten und Makrophagen) Rezeptoren für das Fc-Stück der IgG-Antikörper (Fc-Rezeptoren) besitzen, erleichtert die Bindung des Antikörpers an Fremdpartikel deren Phagozytose (▸ Kap. 9). Dieses Prinzip der Beladung von Zelloberflächen mit Erkennungsproteinen (Opsonisierung) spielt besonders bei Krankheitserregern wie kapseltragenden Bakterien eine Rolle, die wie z. B. Pneumokokken antiphagozytäre Strukturen besitzen: Solche Erreger lassen sich auf diese Weise doch noch der Phagozytose zuführen (▸ Kap. 11).

4.10.3 Antikörperabhängige zellvermittelte Zytotoxizität

NK-Zellen besitzen Fc-Rezeptoren für IgG-Antikörper (▸ Kap. 2). Sie können daher antikörperbeladene Wirtszellen über das Fc-Stück des gebundenen Ig erkennen. Diese Reaktion bewirkt beim erkennenden Lymphozyten die Sekretion zytolytischer Moleküle, welche die beladene Zelle abtöten (▸ Kap. 8). Die antikörperabhängige zellvermittelte Zytotoxi-

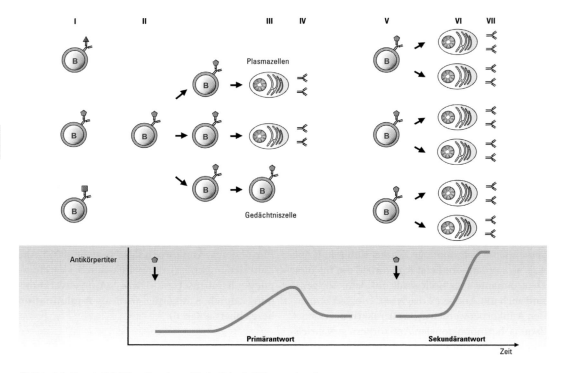

◘ Abb. 4.4 Klonale Selektionstheorie und Verlauf der Antikörperantwort.
I: Dargestellt sind 3 B-Zellen unterschiedlicher Spezifität und ihre komplementären Antigene. **II:** Eine B-Zelle trifft erstmals auf ihr komplementäres Antigen. **III:** Durch klonale Expansion entstehen einige Gedächtniszellen und zahlreiche Plasmazellen; **IV:** Die Plasmazellen sezernieren Antikörper identischer Spezifität. **V:** Beim 2. Kontakt mit dem komplementären Antigen können die Gedächtniszellen besser reagieren. **VI:** Es entstehen rascher mehr Plasmazellen. **VII:** Daher stehen auch rascher mehr Antikörper dieser Spezifität zur Verfügung. **Unten:** Der Antikörpertiter bei der Sekundärantwort steigt entsprechend schneller und stärker an als bei der Primärantwort (zusätzlich kommt es zwischen Primär- und Sekundärantwort zum Ig-Klassenwechsel, typischerweise von IgM zu IgG)

zität (»antibody dependent cellular cytotoxicity«, ADCC) spielt bei der Tumor- und Virusabwehr sowie bei bestimmten Parasitenerkrankungen eine Rolle.

4.10.4 Komplementaktivierung

Die Antigen-Antikörper-Reaktion führt häufig zur Aktivierung des Komplementsystems (▶ Kap. 5); hier sei zunächst nur auf die Folgen der Komplementaktivierung hingewiesen:

- Bakteriolyse
- Virusneutralisation
- Opsonisierung
- Anlockung von Entzündungszellen

4.10.5 Allergische Sofortreaktion

IgE-Moleküle, die über ihren Fc-Teil an Eosinophile oder Basophile oder an Mastzellen gebunden sind, können mit dem homologen Antigen reagieren; dies führt zu einer allergischen Sofortreaktion (▶ Kap. 10).

4.10.6 Immunkomplexbildung in vivo

In Antigen-Antikörper-Komplexen, die in vivo unter den Bedingungen der Äquivalenz oder des **Antikörperüberschusses** entstehen (▶ Kap. 6), bleiben zahlreiche Fc-Stücke frei. Dementsprechend können die Immunkomplexe über ihre Fc-Rezeptoren phagozytiert und abgebaut werden (▶ Kap. 10).

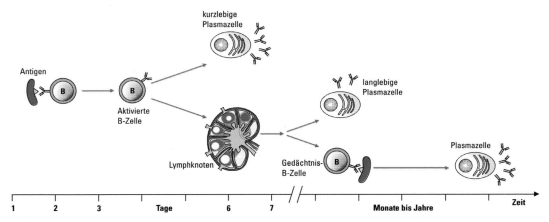

◘ **Abb. 4.5** Verlauf der B-Zell-Antwort vom Erstkontakt mit Antigen zum immunologischen Gedächtnis

Entstehen Antigen-Antikörper-Komplexe dagegen bei **Antigenüberschuss**, so ist die Phagozytosefähigkeit gering. Denn jeder Komplex trägt unter diesen Bedingungen nur wenige Antikörpermoleküle. Solche Komplexe werden schlecht abgebaut. Ihre Ablagerung in Haut, Nieren oder Gelenkräumen kann zu schwerwiegenden Entzündungsreaktionen und Gewebeschädigungen führen (▸ Kap. 10).

4.11 Klonale Selektionstheorie: Erklärung der Antikörpervielfalt

Da sich der Säugerorganismus während seines Lebens mit einer Vielzahl diverser Antigene auseinanderzusetzen hat, muss er eine riesige Zahl unterschiedlicher Antikörper produzieren können. Die **klonale Selektionstheorie** (Burnet) erklärt das Problem der Antikörpervielfalt.

In einer frühen Entwicklungsphase der B-Lymphozyten entstehen Zellen unterschiedlicher Spezifität. Die Diversität entwickelt sich **vor** der Erstkonfrontation mit dem Antigen ohne jeden Antigeneinfluss. Die entstandenen Zellen exprimieren jeweils Rezeptoren einer einzigen Spezifität. Der spätere Erstkontakt mit dem komplementären Antigen bewirkt die selektive Vermehrung und Differenzierung der Zellen. Man kann sich diesen Sachverhalt so vorstellen, dass das Antigen unter den B-Zellen eine Wahl (Selektion) trifft, indem es mit den zuständigen Zellen reagiert (◘ Abb. 4.4).

Unter dem Einfluss des Antigens entstehen zum einen Plasmazellen, die Antikörper der ursprünglichen Spezifität produzieren; beim Erstkontakt mit dem Antigen bilden diese Zellen hauptsächlich Antikörper der IgM-Klasse. Durch Ig-Klassenwechsel entstehen Plasmazellen, die Antikörper einer bestimmten Ig-Klasse sezernieren. Zum anderen entstehen im Rahmen der Primärantwort Gedächtniszellen; diese sind dafür verantwortlich, dass sich nach Zweitkontakt mit dem gleichen Antigen rasch Plasmazellen entwickeln, die jetzt Antikörper derselben Ig-Klasse sezernieren (◘ Abb. 4.5).

Demnach existiert für jedes Antigen bereits vor dem Antigenerstkontakt eine bestimmte Anzahl zuständiger (komplementärer) Zellen. Die Nachkommen einer antigenspezifischen Zelle werden als Klon bezeichnet. Unter dem Einfluss des Antigens kommt es zur **klonalen Expansion** und Differenzierung. Somit wird die humorale Immunantwort beim Zweitkontakt mit einem Erreger von 2 B-Zell-Typen getragen:

- **Plasmazellen**, die sich nicht mehr vermehren, dafür aber große Antikörpermengen (> 100 Moleküle/s) sezernieren, die mit dem Erreger sofort reagieren. Die bereits existierenden Serumantikörper sind für die rasche Neutralisation hochwirksamer Erregerprodukte, z. B. Toxine, entscheidend.
  - **Kurzlebige** Plasmazellen sind für die prompte Antikörperantwort zuständig.

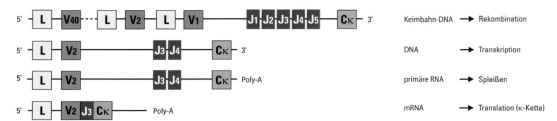

◨ **Abb. 4.6** Rekombination der leichten Kette vom κ-Typ. In der DNA sind ca. 40 Vκ-Gensegmente (V40, …, V2, V1) hinter je einer Leader-Sequenz (L) angeordnet. Davon weit entfernt liegen 5 funktionelle Jκ-Gensegmente (J1 bis J5) und dahinter ein Cκ-Gensegment. Durch Rekombination auf DNA-Ebene, Transkription und Spleißen auf RNA-Ebene werden je ein L-, Vκ-, Jκ- und Cκ-Segment (hier z. B. L, V2, J3, C) zusammengeführt, die dann in eine κ-Kette translatiert werden

— **Langlebige** Plasmazellen garantieren eine lang anhaltende Immunantwort.
▬ **Gedächtnis-B-Lymphozyten**, die selbst keine Antikörper produzieren, sich nach Zweitkontakt mit dem Erregerantigen aber rasch vermehren und in Plasmazellen ausreifen. Der rasche Antikörperanstieg nach Zweitkontakt ist auf die Differenzierung der Gedächtnis-B-Zellen zu antikörperproduzierenden Plasmazellen zurückzuführen.

Die klonale Selektionstheorie ist experimentell bestätigt worden; heute stellt sie ein Dogma der Immunologie dar. Im Prinzip gelten die geschilderten Vorgänge auch für die zelluläre Immunität.

4.11.1 Toleranz gegen Selbst und klonale Selektionstheorie

Während das Immunsystem alle möglichen Fremdantigene zu erkennen vermag, ist es normalerweise unfähig, mit körpereigenen Molekülen, sog. **Autoantigenen**, zu reagieren. Auf die Bedeutung dieser »Toleranz gegen Selbst« hatte bereits Paul Ehrlich hingewiesen und dafür den Begriff des »Horror autotoxicus« geprägt. Heute wissen wir, dass die Toleranz gegenüber Autoantigenen **nicht** a priori festgelegt ist; sie wird während einer frühen Phase der Embryonalentwicklung erworben.

Vereinfacht lässt sich sagen: Das ursprüngliche Zuständigkeitsrepertoire erstreckt sich auch auf Autoantigene. Während einer frühen Entwicklungsphase kommt es zum Kontakt zwischen den autoreaktiven B-Zell-Vorläufern und dem Autoantigen.

Anders als bei der reifen B-Zelle bewirkt der Antigenkontakt in dieser Situation keine klonale Expansion und Differenzierung, sondern im Gegenteil die Inaktivierung der erkennenden Zellen (▸ Kap. 10). Offen bleibt, ob es sich bei diesem Vorgang um die materielle Eliminierung oder nur um eine funktionelle Blockade autoreaktiver Klone handelt.

Bestimmte **Autoimmunerkrankungen** scheinen allerdings darauf zurückzuführen zu sein, dass ein Klon mit Spezifität für ein körpereigenes Antigen entblockt wird und anschließend expandiert. Der nun ungezügelte Klon produziert dann Autoantikörper und verursacht autoaggressive Reaktionen (▸ Kap. 10). Bei der Basedow-Krankheit werden z. B. Antikörper gebildet, welche die Schilddrüse zur vermehrten Hormonproduktion anregen. Im Experiment lässt sich sogar bei erwachsenen Tieren mit einem sonst immunogen wirkenden Antigen Toleranz induzieren. Somit kann ein und dasselbe Antigen je nach Art der Umstände entweder immunogene oder toleranzinduzierende (tolerogene) Wirkung entfalten.

4.12 Genetische Grundlagen der Antikörperbildung

Beim immunkompetenten Individuum ist die B-Zell-Population uneinheitlich: Sie besteht aus einer großen Zahl (etwa 10^9) genetisch diverser Klone, die sich durch die Erkennungsspezifität des Antikörpers unterscheiden, den die Zelle synthetisiert. Ein gegebener Klon kann nur Antikörper einer einzigen Spezifität bilden; seine diesbezügliche Kompetenz ist unwiderruflich festgelegt (»committed

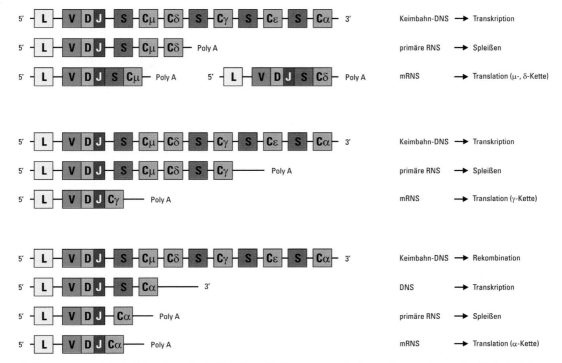

Abb. 4.7 Wechsel der Antikörperklasse. In der DNA liegen die Gensegmente für die verschiedenen Ketten (Cμ, Cδ, Cγ, Cε, Cα) hintereinander. Davor befindet sich jeweils ein Startkodon (S). Durch Spleißen entsteht die μ- bzw. δ-Kette (oben). Durch Rekombination und Spleißen werden die schweren Ketten der anderen Antikörperklassen (Mitte: γ-Kette; unten: α-Kette) gebildet. Die Ig-Unterklassen wurden nicht berücksichtigt

cell«). Die enorme Vielfalt an Antikörperspezifitäten beruht somit auf einer entsprechenden Vielfalt an jeweils zuständigen Klonen. Da die Spezifität des Antikörpers von der Aminosäuresequenz im variablen Teil der H- und der L-Kette abhängt, muss das Syntheseprogramm des jeweils zuständigen B-Zell-Klons genetisch fixiert sein.

Die genetische Vielfalt der B-Zell-Population entsteht während der Embryonalentwicklung. In dieser Phase durchlaufen die genetisch einheitlichen B-Vorläuferzellen einen Differenzierungsprozess, den man als **Diversifizierung** bezeichnet. An dessen Ende steht die genetische Vielfalt der polyklonalen Zellpopulation im reifen Immunsystem. Die genetischen Vorgänge, die zur Festlegung einer Vorläuferzelle auf eine bestimmte Spezifität führen, spielen sich beim Menschen in 3 Chromosomen ab:
- für die H-Ketten in Chromosom 14
- für die κ-Kette in Chromosom 2
- für die λ-Kette in Chromosom 22

Bei der Maus sind es die Chromosomen 12 (H-Ketten), 6 (κ-Kette) und 16 (λ-Kette).

In der DNA dieser Chromosomen kommt es zu einer Reihe von **Genrekombinationen**, die man zusammenfassend als **Genrearrangement** bezeichnet (■ Abb. 4.6 und ■ Abb. 4.7).

Die klassische Regel »Ein Gen – ein Polypeptid« gilt für Immunglobuline nicht. In der Keimbahn gibt es keine Gene für den variablen Teil der L- oder H-Ketten, sondern lediglich Gensegmente mit Fragmenten der dazu notwendigen Information. Die Gene entstehen erst während der Lymphozytenreifung durch Rekombination aus diesen Gensegmenten: jene für den variablen Teil der L-Kette aus 2 Segmenten, jene für den variablen Teil der H-Kette dagegen aus 3 Segmenten. Bei der Synthese der Ketten wirken somit 2 Gene zusammen: eines für den variablen und eines für den konstanten Kettenteil. Die für die Rekombination verantwortlichen Enzyme heißen rekombinationsaktivierende

Gene (RAG). Die Entstehung der RAG-Proteine fällt evolutionär mit dem Auftreten der erworbenen Immunität zusammen.

Wie die meisten Gene höherer Zellen enthalten die Gene für die L- und die H-Ketten außer informationstragenden Bereichen (**Exons**) nichtkodierende Sequenzen oder **Introns**. Diese werden nach der Transkription durch **Spleißen** (seemännisch für »Zusammenfügen zweier Enden eines Taues«) eliminiert, sodass die kodierenden RNA-Sequenzen aneinandergehängt werden. So entsteht aus der primären RNA die Boten- oder mRNA.

4.12.1 Genrearrangement und Spleißen

κ-Kette

Die Nukleotidsequenzen für den variablen Teil der κ-Kette finden sich auf der DNA als eine größere Zahl kodierender Segmente (Exons). Die Segmente bilden 2 getrennte Gruppen, nämlich Vκ und etwas stromabwärts davon Jκ [V = variabel, J = »joining« (verbindend)]. Man rechnet mit etwa 40 Vκ-Fragmenten und 5 funktionellen Jκ-Fragmenten.

Der Informationsgehalt jedes Vκ-Exons bezieht sich auf die Aminosäurepositionen 1–95 im aminoterminalen Abschnitt des variablen κ-Kettenteils. Die konkrete Information ist aber von Vκ-Exon zu Vκ-Exon verschieden. (Für jedes V-Segment existiert eine sog. Leader-Sequenz. Sie liegt jeweils stromaufwärts vom V-Segment und ist davon durch ein Intron getrennt [■ Abb. 4.6]. Die Leader-Sequenz kodiert einen für den intrazellulären Transport der H- und L-Ketten wesentlichen Polypeptidbereich, der schlussendlich aber von der Kette abgespalten wird.)

Die Gruppe der Vκ-Segmente repräsentiert somit ein Sortiment von 40 verschiedenen Aminosäuresequenzen für die Positionen 1–95. Für die 5 Jκ-Exons gilt sinngemäß das Gleiche wie für die Vκ-Exons: Sie enthalten jeweils die Information für die Aminosäurepositionen 96–110, d. h. für die letzten 15 Aminosäuren im karboxyterminalen Abschnitt des variablen κ-Kettenteils. Stromabwärts beider Segmentgruppen Vκ und Jκ findet sich das Cκ-Gen für den konstanten Teil der κ-Kette.

Bei der Differenzierung der B-Vorläuferzelle kommt es zu folgender **Rekombination** (■ Abb. 4.6): Aus der Vκ-Gruppe vereinigt sich ein zufällig ausgewähltes Vκ-Gensegment mit einem zufällig ausgewählten Jκ-Gensegment. Die dazwischen liegende DNA wird herausgeschnitten und deletiert; die Schnittstellen von Vκ und Jκ werden vereinigt. Das so entstandene VκJκ-Gen enthält die gesamte Information für die Aminosäuresequenz des variablen Kettenteils. Damit ist das Genrearrangement für die κ-Kette abgeschlossen. Die Transkription erfasst die gesamte DNA vom VκJκ-Gen bis zum Ende des Cκ-Gens. Auf diese Weise entsteht die primäre RNA.

In einem weiteren Schritt (**Spleißen**) werden daraus die nichtkodierenden Stücke herausgeschnitten und eliminiert; dies sind die Introns sowie das Stück zwischen VκJκ-Gen und dem Beginn des Cκ-Gens. Damit ist die mRNA für die komplette κ-Kette entstanden, die anschließend in eine κ-Polypeptidkette translatiert wird.

λ-Kette

Das Rearrangement des Gens für die λ-Kette verläuft nach den gleichen Prinzipien wie bei der κ-Kette.

H-Ketten

Für den variablen Teil der H-Ketten gibt es 3 Gruppen rekombinationsfähiger Gensegmente:
- Die **V-Region** (variabel) enthält ca. 50 V_H-Segmente. Diese kodieren den größten Teil der aminoterminalen Aminosäurepositionen (etwa 1–97).
- Die **D-Region** (Diversität) stromabwärts davon umfasst ca. 27 D_H-Segmente. Diese kodieren den aminoterminalen Teil des Restes (etwa 98–107).
- Darauf folgt die **J-Region** (»joining«, verbindend) mit 6 J_H-Segmenten. Diese steuern die Information für den verbleibenden karboxyterminalen Restanteil (etwa 108–117) bei.

Noch weiter stromabwärts liegt die C_H-**Region**. Sie enthält die Information für den konstanten Teil der H-Kette, und zwar jeweils einen Bereich für den H-Kettenteil Cμ, Cδ, Cγ, Cα und Cε. (Aus Gründen der Darstellbarkeit werden die Unterklassen nicht berücksichtigt. Unberücksichtigt bleibt auch die domänenbezogene Exonstruktur der C_H-Gene.)

Durch **Rekombination** vereinigen sich jeweils eines der V_H-, D_H- und J_H-Gensegmente. Dabei entsteht ein $\mathbf{V_HD_HJ_H}$-**Gen** mit der Information für den variablen H-Kettenteil. Damit ist das Genrearrangement für die Spezifitätsfestlegung abgeschlossen. Weitere Umlagerungen der H-Ketten-DNA betreffen nicht mehr die Spezifität, sondern die Antikörperklasse (▶ Abschn. 4.12.5).

Die Transkription der H-Kette setzt beim $V_HD_HJ_H$-Gen ein und schließt entweder am Ende des $C_{H\mu}$-Gens oder des $C_{H\delta}$-Gens ab. Die so entstandene Primär-RNA ist sehr lang. Durch Spleißen wird sie auf den kontinuierlichen Informationsgehalt für die H-Kette reduziert, z. B. entsprechend der Formel $V_HD_HJ_HC_{H\mu}$. Die dabei entstandene mRNA wird sodann in die schwere Kette (hier des IgM) translatiert (◘ Abb. 4.7).

=== Die »Naht« zwischen den V-, J- und D-Segmenten wird ungenau ausgeführt. So können von Fall zu Fall unterschiedliche Kodons entstehen.

=== Weiterhin können beim Verknüpfen von V-, J- und D-Gensegmenten fremde Nukleotide eingefügt werden (sog. N-Region-Diversifikation).

=== Schließlich vergrößern somatische Hypermutationsereignisse die Vielfalt rekombinierter V-Regionen.

Berücksichtigt man alle Faktoren der Variantenbildung, so beträgt die Zahl der **möglichen Antikörperspezifitäten** ca. **1 Milliarde** (10^9; zum Vergleich: auf der Erde leben derzeit etwa 7×10^9 Menschen).

Zusammenfassend können wir feststellen: Die Diversität entsteht vor allem durch **Rekombination von Keimbahngenen** und zu einem weiteren Teil durch **somatische Mutationen**.

4.12.2 Ausmaß der Diversität

Nimmt man für die κ-Kette 40 Vκ- und 5 Jκ-Gensegmente an, ergeben sich 40×5 = 200 verschiedene Möglichkeiten, ein VκJκ-Gen herzustellen. Für die H-Kette nimmt man etwa 50 V_H-Exons an. Daneben existieren ca. 27 D_H-Exons und 6 J_H-Exons. Daraus errechnen sich 50×27×6 = 8100 Kombinationsmöglichkeiten.

Da sich bei der Antikörperbildung die einmal gebildete κ-Kette mit einer davon unabhängig gebildeten H-Kette vereinigt, ergibt sich für die **Kettenkombination κ/H** die Zahl der verschiedenen Spezifitätsmöglichkeiten aus dem **Produkt der Variantenzahl** für beide Ketten: 200 (κ)×8100 (H) = 1.600.000.

Die Rekombinationsmöglichkeiten für die λ-Kette sind kleiner als die der κ- und der H-Kette. Deshalb ergeben sich für die Kettenkombination λ/H niedrigere Werte. Da sich die Gesamtzahl der Spezifitäten aus der Summe der Variantenzahlen für die Kombination κ/H und λ/H zusammensetzt, ändert sich wenig, wenn man die Kombination λ/H vernachlässigt.

Die Diversifikation wird durch **zusätzliche Mechanismen** noch weiter erhöht:

4.12.3 Allelenausschluss

Die DNA-Rekombinationen in der B-Vorläuferzelle zur Festlegung der Erkennungsspezifität spielen sich stets asymmetrisch ab. Von den 6 Chromosomen (die diploide B-Zelle enthält für jede der 3 Ketten – H, κ, λ – 2 Informationsträger in Gestalt des väterlichen und mütterlichen Chromosoms), die in der diploiden Zelle für die Synthese schwerer und leichter Ketten in Betracht kommen, gelangen – wenn überhaupt – nur 2 zu einem biologisch wirksamen Rearrangement.

Die Rekombination beginnt bei einem Chromosom des Chromosomenpaares 14 (H-Kette). Misslingt der Versuch, so wird das Partnerchromosom ein Rearrangement versuchen. Misslingt auch dieser Versuch, so ist die Zelle zur Antikörperbildung unfähig.

Ist in einem der beiden Chromosomen 14 der erste Umbauversuch erfolgreich, so wird das andere intakte Chromosom durch Hemmung vom Umbau ausgeschlossen. Der Umbauimpuls geht dann an das Chromosomenpaar 2 (κ-Kette). Gelingt hier der Umbau in einem der beiden Chromosomen, wird das andere noch nicht einbezogene Chromosom am Umbau gehemmt. Misslingt der Umbau in beiden

Chromosomen des Paares Nr. 2 (κ-Kette), so geht der Impuls an das Chromosomenpaar 22 (λ-Kette).

In jeder B-Zelle werden die zur Antikörperbildung nicht benötigten Chromosomen entweder durch **erfolglosen Umbau** oder durch **Umbauhemmung** ausgeschaltet. Dabei gibt es eine Priorität des Chromosomenpaares 14 (H) über das Paar Nr. 2 (κ) zum Chromosomenpaar 22 (λ). Offenbar werden λ-Ketten erst dann zur Antikörperbildung herangezogen, wenn die Bildung der κ-Kette misslingt.

Die geschilderten Vorgänge bedeuten: In jeder Zelle gelangen nur ein einziges H-Ketten-Chromosom und nur ein einziges L-Ketten-Chromosom zu einem biologisch wirksamen Rearrangement. Die Allele der übrigen Chromosomen bleiben damit von der Informationsweitergabe ausgeschlossen.

4.12.4 Membranständige und freie Antikörper

Eine junge, noch nicht antigenstimulierte B-Zelle synthetisiert Antikörper der Klasse IgM. Diese erscheinen als Monomere mit 2 Antigenbindungsstellen, werden in die Membran eingelagert und dienen als erkennungsspezifische Antigenrezeptoren. Dies beruht darauf, dass die Hμ-Kette am karboxyterminalen Ende etwa 20 **hydrophobe Aminosäuren** trägt. Diese hydrophobe Hμ-Kette bezeichnet man mit **mμ** (m = Membran).

Wird die B-Zelle durch Antigen stimuliert, so wird der IgM-Antikörper in modifizierter Form synthetisiert: Anstelle der hydrophoben Sequenz trägt er am karboxyterminalen Ende der H-Kette eine etwa gleich lange Sequenz **hydrophiler Aminosäuren**. Der auf diese Weise modifizierte IgM-Antikörper kann die Zelle als Pentamer verlassen. Seine H-Kette wird mit **sμ** (s = sezerniert oder Serum) bezeichnet.

Der Wechsel von der hydrophoben zur hydrophilen H-Kette erfolgt auf der RNA-Ebene durch **Spleißen**: Das Cμ-Gen enthält an seinem 3'-Ende ein Exon für die hydrophile Sequenz und daran anschließend ein Exon für die hydrophobe Sequenz. Für die Synthese der Hmμ-Kette wird der gesamte Bereich abgelesen. Spleißen eliminiert dann aus der primären RNA die Sequenz für die hydrophilen Aminosäuren. Der Cm-Bereich endet so mit der Sequenz für die hydrophoben Aminosäuren der Hmμ-Kette.

Soll dagegen eine Hsμ-Kette entstehen, so stoppt die Transkription am Ende des Exons für die hydrophilen Aminosäuren. Das Primärtranskript braucht an dieser Stelle nicht gespleißt zu werden, da es mit der Sequenz für die Hsμ-Kette endet.

4.12.5 Immunglobulin-Klassenwechsel

Nach Abschluss des Rearrangements enthält das für die H-Kette zuständige Chromosom das VDJ-Gen und 3'-stromabwärts davon konsekutiv die Informationsbereiche für Cμ, Cδ, Cγ, Cε und Cα. (Die Ig-Unterklassen werden wegen der einfacheren Darstellung nicht berücksichtigt.) In diesem Stadium (◘ Abb. 4.7) beginnt die B-Zelle ohne Antigenstimulus mit der Synthese antigenspezifischer Rezeptoren, d. h. von membranständigen Antikörpern der Klasse IgM (stets vorhanden) und IgD (teilweise vorhanden).

Die Doppelproduktion basiert auf **2 verschieden langen Transkriptionsprodukten der gleichen DNA:**

- Das kurze Transkript beginnt mit dem VDJ-Gen und schließt mit dem Ende des Cμ-Gens.
- Das lange Transkript beginnt ebenfalls mit dem VDJ-Gen, geht jedoch über das Cμ-Gen hinaus und enthält noch das ganze Cδ-Gen.

Durch Spleißen entsteht aus der kürzeren Primär-RNA die mRNA für IgM. Die längere Primär-RNA liefert durch Spleißen die mRNA für IgD.

Wird die B-Zelle durch Antigen stimuliert, so bildet sie als Erstes sezernierbare Antikörper der Klasse IgM. Einige B-Zellen können darüber hinaus auch membranständige und sezernierbare Antikörper der Klasse IgG, IgA und IgE bilden: Sie stellen entsprechend lange Transkripte her und spleißen sie in geeigneter Form.

Dieser Syntheseweg stellt aber nur einen Übergang dar. Im Verlauf der Immunreaktion entstehen durch Antigenstimulation Abkömmlinge des betroffenen Zellklons, bei denen sich ein **2. Genrearrangement** ereignet: Dabei gelangt das VDJ-Gen durch Rekombination in die Nähe der Region Cγ oder Cα oder Cε. Die dazwischen liegenden Regionen werden deletiert. Nach diesem Prozess haben die Zellen das Vermögen verloren, H-Ketten der Klassen IgM oder IgD zu bilden: Sie sind jeweils auf IgG oder IgA oder IgE festgelegt. Diese Umstellung nennt man Klassenwechsel (»class switch«; ◘ Abb. 4.7), bei dem 2 Charakteristika hervorzuheben sind:

- Bei absolut gleicher Spezifität wechselt lediglich die Antikörperklasse.
- Die Möglichkeit zum Klassenwechsel besteht doppelt: übergangsweise auf RNA-Ebene und endgültig auf DNA-Ebene.

Antikörper und ihre Antigene

Aufbau der Immunglobuline 2 identische schwere (H) und 2 identische leichte (L) Ketten sind über Disulfidbrücken verbunden; L-Ketten in 2 Formen möglich (κ, λ), schwere Ketten in 5 Formen (γ, μ, α, ε, δ), welche die Klasse bestimmen.
H- und L-Ketten bestehen je aus einem konstanten und einem variablen Teil; der variable Teil der H- und L-Kette bildet die Antigenbindungsstelle. Papain spaltet IgG in ein Fc-Stück (konstanter Teil) und 2 identische Fab-Fragmente (variabler Teil). H- und L-Kette bestehen aus ähnlichen Untereinheiten von ca. 100 Aminosäuren (Domänen).
IgG 150 kD, 75 % der Gesamtserum-Ig, Träger der Sekundärantwort.
IgM 970 kD, ca. 10 % der Gesamtserum-Ig, Pentamere, Träger der Primärantwort, IgM-Monomere als Membranrezeptoren auf B-Lymphozyten.
IgA Monomere (150 kD) oder Dimere (380 kD), ca. 15 % der Gesamtserum-Ig, als sekretorisches IgA in den externen Körperflüssigkeiten.
IgD 180 kD, Membranrezeptor auf B-Zellen.
IgE 190 kD, < 1 % der Gesamtserum-Ig, vermittelt nach Bindung an Mastzellen, Eosinophile und Basophile die Sofortallergie.
Antigen Molekül, das mit den Trägern der Immunantwort (T- und B-Zellen bzw. Antikörpern) biologisch wirksam reagiert. Antigene für B-Lymphozyten sind Proteine oder Kohlenhydrate, sehr selten Lipide oder Nukleinsäuren.
▼

Epitop Abschnitt eines Antigens, der vom Antikörper erkannt wird; besteht aus 6–8 Monosacchariden bzw. Aminosäuren.
Hapten Isoliertes Epitop, das zwar mit Antikörpern reagiert, aber keine Immunantwort hervorruft.
Autologe oder autogene Situation Antigen und Antikörper desselben Individuums.
Syngene Situation Antigen und Antikörper genetisch identischer Individuen.
Allogene Situation Antigene, die bei Individuen einer Spezies in unterschiedlicher Form vorkommen.
Xenogene Situation Antigen und Antikörper von verschiedenen Arten.
Mitogen Moleküle, die Lymphozyten unabhängig von deren Antigenspezifität stimulieren, z. B. Concanavalin A, Phytohämagglutinin, Lipopolysaccharid.
Adjuvans Material, das die Immunogenität eines Antigens in vivo unspezifisch erhöht (z. B. Freund-Adjuvans, Aluminiumhydroxid).
Antikörperdeterminanten:
- **Isotyp.** Merkmal im konstanten Teil der L- bzw. H-Kette, das für den jeweiligen Kettentyp charakteristisch ist.
- **Allotyp.** Merkmal, das bei einigen Individuen in den schweren γ- oder α-Ketten bzw. in den leichten Ketten variiert.
- **Idiotyp.** Merkmal in der Antigenbindungsstelle, das für Antikörper einer bestimmten Spezifität charakteristisch ist.

Verlauf der Antikörperantwort Nach Erstkontakt mit einem Antigen kommt es nach etwa 10 Tagen zum Anstieg der Antikörper im Serum (Primärantwort); anschließend fällt der Antikörpertiter wieder ab. Die Antikörper gehören primär der IgM-Klasse an. Nach Zweitkontakt mit demselben Antigen kommt es rasch zum erneuten Serumtiteranstieg (sekundäre oder anamnestische Antwort); es überwiegen Antikörper der IgG-Klasse.
Polyklonale und monoklonale Antikörper
Die Antikörperantwort gegen ein bestimmtes
▼

Antigen ist meist polyklonal, da ein Antigen normalerweise viele unterschiedliche Determinanten trägt und für jede Determinante Antikörper unterschiedlicher Affinität vorhanden sind. Antikörper, die von den Nachkommen einer einzigen B-Zelle produziert werden, sind völlig identisch, d. h. monoklonal. Die Technik der B-Zell-Hybridisierung erlaubt die Großproduktion monoklonaler Antikörper.

Stärke der Antigen-Antikörper-Bindung:
- **Avidität.** Summarischer Begriff zur Charakterisierung der Bindungsstärke zwischen polyklonalen Antikörpern und ihrem homologen Antigen.
- **Affinität.** Bindungsstärke eines Antikörpers für eine bestimmte Determinante des Antigens.

Folgen der Antigen-Antikörper-Reaktion in vivo Toxinneutralisation (z. B. Diphtherie-, Tetanus-, Botulinustoxin), Virusneutralisation, Opsonisierung (z. B. von Pneumokokken), antikörperabhängige zellvermittelte Zytotoxizität (ADCC), Komplementaktivierung, allergische Sofortreaktion, Immunkomplexbildung.

Klonale Selektionstheorie (Burnet) Lymphozyten unterschiedlicher Spezifität entwickeln sich vor dem Erstkontakt mit Antigen; jede Zelle exprimiert Rezeptoren einer einzigen Spezifität; Antigenkontakt führt zur klonalen Expansion der entsprechenden Zelle. Da beim Zweitkontakt mit Antigen mehr spezifische Zellen zur Verfügung stehen, ist die Immunantwort nun deutlich stärker. Umgekehrt führt der Kontakt zwischen autoreaktiven B-Zell-Vorläufern und dem Autoantigen während einer frühen Entwicklungsphase zur Inaktivierung der erkennenden Zellen und damit zur Toleranz gegen »Selbst«.

Genetische Grundlagen der Antikörperbildung Für die genetische Vielfalt der B-Zell-Population sind in erster Linie Genrekombinationen (Genrearrangements) verantwortlich.

κ-Kette: Vκ und Jκ werden von getrennten DNA-Segmenten kodiert; ein Vκ-Gensegment

▼

verbindet sich mit einem Jκ-Gensegment durch Rekombination; das VκJκ-Gensegment wird mit dem Cκ-Gen transkribiert. Ähnliches gilt für die λ-Kette.

H-Kette: Aus je einem V-, D-, J-Gensegment entsteht das VDJ-Gen, das mit dem C-Gen transkribiert wird.

Ausmaß der Diversität: 40 Vκ×5 Jκ = 200; 50 VH×27 DH×6 JH = 8100; $200 \times 8100 = 1,6 \times 10^6$; Erhöhung durch weitere Variationsmöglichkeiten auf ca. 10^9.

Allelenausschluss: In jeder Zelle kommt nur ein einziges H-Ketten-Chromosom und nur ein einziges L-Ketten-Chromosom zum Rearrangement. Die anderen Allele sind davon ausgeschlossen.

Ig-Klassenwechsel: Die B-Zelle produziert zuerst membranständiges IgM und IgD. Nach Antigenreiz bildet die B-Zelle entweder sezerniertes IgM, IgG, IgE oder IgA. Die ursprüngliche Spezifität bleibt unabhängig vom Klassenwechsel erhalten.

Komplement

S. H. E. Kaufmann

Stefan H. E. Kaufmann, *Basiswissen Immunologie*,
DOI 10.1007/978-3-642-40325-5_5, © Springer-Verlag Berlin Heidelberg 2014

5

Einleitung

Das Komplementsystem bildet das wichtigste humorale Effektorsystem der angeborenen Immunität. Zum einen wird es direkt von bestimmten Erregern aktiviert, zum anderen durch die Antigen-Antikörper-Reaktion.

5.1   Übersicht

Die Bindung von Antikörpern an lebende Krankheitserreger führt nicht direkt zu deren Abtötung und Eliminierung. Um dies zu bewirken, müssen besondere Systeme aktiviert werden. Die auslösenden Signale sind **antigenunspezifisch**. Als Signalempfänger kennt man humorale Systeme und zelluläre Elemente. Unter den humoralen Systemen nimmt das Komplement einen besonderen Platz ein.

Das Komplementsystem besteht aus ca. 20 **Serumproteinen** (Komplementkomponenten). Im Serum liegen die Faktoren in ihrer inaktiven Form vor. Wird das System angestoßen, so kommt es zur konsekutiven (sequenziellen) Aktivierung seiner Komponenten. Dies führt zu 3 Ergebnissen:

- direkte Lyse von Zielzellen
- Anlockung und Aktivierung von Entzündungszellen
- Opsonisierung von Zielzellen

Prinzipiell lässt sich die **Komplementkaskade** in folgende Abschnitte unterteilen (◘ Abb. 5.1):

- klassischer Aktivierungsweg (▶ Abschn. 5.2)
- lektinvermittelter Aktivierungsweg (Lektinweg, ▶ Abschn. 5.4)
- alternativer Aktivierungsweg (▶ Abschn. 5.4)
- gemeinsamer Terminalabschnitt (▶ Abschn. 5.3)

Die Komplementaktivierung stellt ein typisches Beispiel für eine Reaktionskaskade dar, wie man sie von der Blutgerinnung und der Fibrinolyse kennt: Ein exogener Stimulus aktiviert das 1. Proenzym, das dann als Enzym für die Aktivierung des nächsten Proenzyms dient. Diese Abfolge kann sich mehrmals wiederholen.

Klassischer, lektinvermittelter und alternativer Weg der Komplementkaskade münden in einen gemeinsamen Terminalabschnitt. Die sich hier abspielenden Reaktionen führen zum Aufbau eines Multikomponentenkomplexes, der in der Membran der Zielzelle eine Pore bildet und deren Lyse herbeiführt.

Im Verlauf der Komplementaktivierung entstehen durch enzymatische Fragmentierung der nativen Komponenten mehrere Spaltprodukte. Ihr funktionelles Zusammenwirken löst die **Entzündungsreaktion** aus (▶ Kap. 10). Andere Fragmente binden an die Zielzelle und treten dann mit Phagozyten in Wechselwirkung. Neutrophile Granulozyten und Monozyten besitzen u. a. Rezeptoren für das zentrale Komponentenbruchstück C3b. In gebundenem Zustand vermittelt C3b die Aufnahme von Fremdkörpern (**Opsonisierung**; ▶ Kap. 4 und 9).

Da bei den Einzelschritten der Komplementsequenz jeweils ein Enzymmolekül eine große Menge von Substratmolekülen umsetzt, ist das **Amplifikationspotenzial** des Systems enorm. Die Aktivierung muss deshalb an kritischen Stellen durch Regulatorproteine kontrolliert werden; dies verhindert ein ungeregeltes Ausufern der Reaktion.

Die einzelnen Komponenten des klassischen Weges und des terminalen Effektorweges werden mit C1–C9 bezeichnet. Hierbei wird aus historischen Gründen an einer Stelle die nummerische Reihenfolge nicht eingehalten, die **klassische Aktivierungsformel** lautet: **C1, C4, C2, C3, C5, C6, C7, C8, C9**. Im Folgenden werden die einzelnen Abschnitte der Komplementaktivierung genauer besprochen.

5.2   Klassischer Weg

Am klassischen Weg der Komplementaktivierung (◘ Abb. 5.2) sind die Komplementkomponenten C1, C4, C2 und C3 beteiligt. C3 stellt den Endpunkt des klassischen Weges und zugleich den gemeinsamen Knotenpunkt des klassischen und des alternativen Weges dar. Über C3 münden beide Aktivierungswege in den terminalen Sequenzabschnitt.

Die Komponente **C1** besteht aus den 3 Untereinheiten C1q, C1r und C1s. Den klassischen Weg leiten Antikörper der Klasse IgM und IgG ein. (Humane Antikörper der Klassen IgG1, IgG2 und IgG3 aktivieren Komplement über den klassischen Weg, IgG4 dagegen nicht. Die murinen Antikörper der Klassen IgG2a, IgG2b und IgG3 aktivieren Komple-

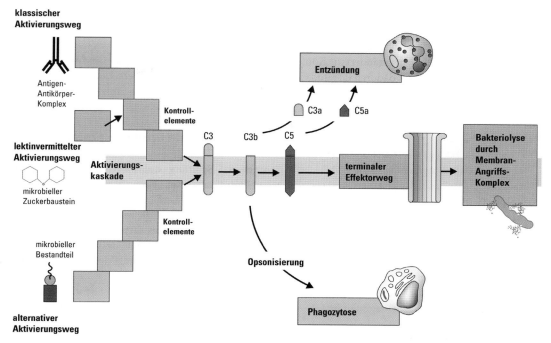

□ Abb. 5.1 Komplementsystem. Das Komplementsystem kann klassisch durch Antigen-Antikörper-Komplexe oder alternativ durch bakterielle Strukturen (Lipopolysaccharide, Murein, Lipoteichonsäure) aktiviert werden. Dann sind 3 Effektorwege beschreitbar: Die chemotaktische Komponente C5a führt zum Einstrom von Entzündungszellen, C3b opsonisiert Mikroorganismen und der terminale Effektorweg C5–C9 bildet Poren in der Zielzellmembran

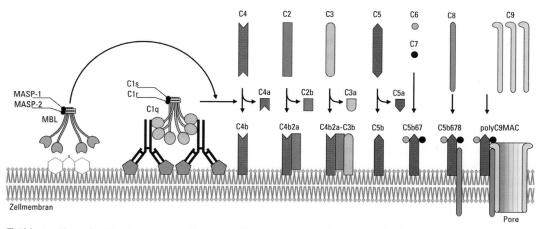

□ Abb. 5.2 Klassischer Weg, Lektinweg und terminale Effektorsequenz der Komplementaktivierung

ment, IgG1 dagegen nicht.) Neben Antikörpern können auch Pentraxine den C1-Komplex aktivieren. Pentraxine sind molekulare Blutbestandteile, die nach Bindung an Lipide von Mikroorganismen Komplement aktivieren.

Die Komplementkomponente **C1q** reagiert mit der C_H2-Domäne des IgG und der C_H3-Domäne des IgM. In beiden Fällen sind die reagiblen Domänen Bestandteile des Fc-Stückes. Dessen Reaktionsbereitschaft stellt sich erst ein, wenn der Antikörper mit »seinem« Antigen reagiert hat. C1q besitzt 6 Bindungsstellen. Erst nach Bindung an mehrere Antikörpermoleküle wird es aktiviert. Die Reaktion von C1q mit den Antikörpern verändert die Konformation von C1q und aktiviert dadurch C1r und C1s.

C1r und **C1s** sind in ihrer inaktiven Form mit C1q assoziiert. Aktiviertes C1qrs wirkt als Esterase, ihre natürlichen Substrate sind die Komponenten C4 und C2:

- C4 wird in ein kleineres (**C4a**) und ein größeres (**C4b**) Fragment gespalten. Das Fragment C4b, das sich nahe dem Antikörper C1qrs-Komplex anlagert, führt die Komplementsequenz fort, indem es die Nativkomponente C2 bindet.
- Durch Anlagerung an C4b exponiert C2 seine enzymatisch spaltbare Stelle und die C1qrs-Esterase fragmentiert es in den Komplex **C4b2a** und das kleine Fragment C2b. Das gebundene C2a-Fragment ist enzymatisch aktiv.

Der C4b2a-Komplex spaltet als sog. C3-Konvertase des klassischen Weges die native Komponente C3. Die C3-Spaltung ergibt das kleinere Polypeptid **C3a** und das größere, an der Komplementkaskade beteiligte Fragment **C3b**. C3b ist in statu nascendi hochreaktiv: Es geht mit allen NH_2- oder OH-Gruppen kovalente Bindungen ein. Dementsprechend wird ein Teil des anfallenden C3b nahe dem C4b2a-Komplex gebunden. So entsteht der **C4b2a3b-Komplex**, der als sog. C5-Konvertase **natives C5 spaltet**.

Die abseits vom Komplex C4b2a gebundenen einzelnen C3b-Moleküle exponieren eine Struktur, die mit einem Rezeptor auf neutrophilen Granulozyten und Makrophagen reagieren kann (C3b-Rezeptor; ▶ Kap. 9). Diese Reaktion führt zur Phagozytose des C3b-beladenen (**opsonisierten**) Fremdpartikels. Gebundenes C3b ist also funktionell mit dem Fc-Stück des gebundenen IgG-Antikörpers vergleichbar: Beide besitzen opsonisierende Aktivität. Das bei der C3-Spaltung anfallende **C3a** wird als Anaphylatoxin bezeichnet; es bewirkt die Histaminfreisetzung aus Mastzellen (▶ Abschn. 5.6).

Mehrere Kontrollproteine regulieren direkt oder indirekt die Entstehung der C3-Konvertase:

- Der natürliche Inhibitor **C1INH** hemmt die Aktivität der C1-Esterase.

- Es existieren Proteine, die sich an C4 anlagern und dadurch die zur Spaltung notwendige Bindung des C2 verhindern:
  - im Serum enthaltenes C4-Bindungsprotein
  - das Zelloberflächenprotein **DAF** (»decay accelerating factor«, ▶ Abschn. 5.4)

5.3   Terminale Effektorsequenz

An der C5-Spaltung ist das Aktivzentrum von C2a beteiligt: C2a spaltet neben C3 auch C5. In freiem Zustand ist die Komponente C5 für das Enzym nicht zugänglich. Deshalb wird zuerst freies C5 an das C3b des Komplexes C4b2a3b gebunden. Dies exponiert die spaltbare Stelle des C5 für das C2a-Enzym (◘ Abb. 5.2). Bei der C5-Spaltung entstehen 2 Fragmente:

- Das kleinere Bruchstück **C5a** bleibt in der flüssigen Phase. Es wirkt analog dem C3a als Anaphylatoxin, zudem kann es Leukozyten anlocken (Leukotaxin).
- Das größere Fragment **C5b** leitet die terminale Effektorsequenz ein. Dabei bildet sich schließlich ein Heteropolymer, der Membranangriffskomplex **MAC**. Er führt die Membranläsion mit anschließender Lyse herbei.

MAC entsteht in mehreren Phasen. Zunächst reagiert C5b spontan mit den nativen Komponenten C6 und C7. Der so entstandene **C5b67-Komplex** reagiert dann mit nativem C8. In diesem Stadium wirkt der Komplex bereits zytolytisch, ist jedoch wenig effizient. Die eigentliche Aufgabe des **C5b678-Komplexes** ist die Polymerisation von C9. **PolyC9**, das am Ort der C5b678-Ablagerung entsteht, bildet den funktionellen Kern des MAC. Dieser ist ein amphiphiler Hohlzylinder (Länge: 15 nm, Innen- und Außendurchmesser: 10 bzw. 20 nm) mit Außenwülsten, der nach seiner Bindung an die Lipiddoppelschicht die gesamte Zellmembran durchspannt. Wie alle »amphiphilen« Makromoleküle besitzt er also regional getrennte hydrophobe und hydrophile Areale.

MAC schafft in der Membran eine Pore, bewirkt so den Einstrom von Na^+-Ionen in die Zelle und letztendlich deren Lyse. Elektronenmikroskopisch imponieren die Läsionen als dunkle (elektronen-

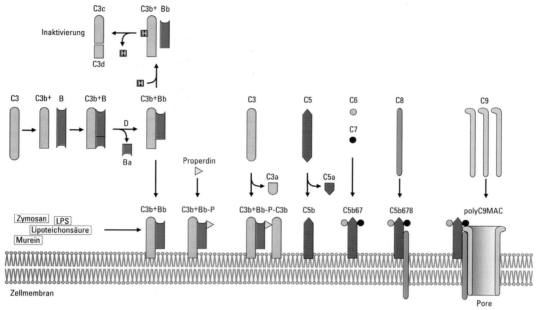

○ **Abb. 5.3** Alternativer Weg und terminale Effektorsequenz der Komplementaktivierung

dichte) »Löcher«, die von einem helleren Ring umgeben sind.

5.4 Alternativer Weg

Das Komplementsystem kann auch durch andere Signale als die des Antikörpers aktiviert werden. Signale dieser Art gehen u. a. von diversen mikrobiellen Bestandteilen aus wie z. B.:

- Zymosan (Zellwandkohlenhydrate von Hefen)
- Dextran (Speicherkohlenhydrate von Hefen und einigen grampositiven Bakterien)
- Endotoxin (Lipopolysaccharid der Enterobakterien)

Der Makroorganismus hat also die Möglichkeit, das Komplementsystem bereits **vor** Einsetzen der spezifischen Immunantwort zu aktivieren.

Folgende Proteine sind am alternativen Weg beteiligt (○ Abb. 5.3):

- Komponente C3
- Faktoren B und D: Faktor D ist in seiner Nativform ein aktives Enzym; sein natürliches Substrat ist der gebundene Faktor B

- Properdin (P)
- Regulatoren: C3b-Inaktivator (Faktor I) und Faktor H

Die Aktivierung beruht auf folgenden Voraussetzungen:

In geringem Umfang entsteht aus dem Serum-C3 spontan ein C3b-Äquivalent, ohne dass C3a freigesetzt wird. Dieses C3b-Äquivalent (**C3b+**) kann sich mit dem Faktor B locker assoziieren und dessen Spaltstelle exponieren. Unter enzymatischer Einwirkung von Faktor D wird der gebundene Faktor B in Ba und Bb gespalten und es entsteht der **C3b+Bb-Komplex**. Dieser ist seinerseits enzymatisch wirksam und spaltet die Nativkomponenten C3 und C5.

Das aktive Zentrum des Enzyms C3b+Bb ist in Bb enthalten. Der geschilderte Reaktionsweg läuft im Plasma unter normalen Verhältnissen dauernd ab. Sein Ausmaß ist aber sehr gering, da er unter Einwirkung der Kontrollfaktoren I und H steht und laufend gehemmt wird. Hierbei verdrängt der Faktor H Bb von dessen Bindungsstelle am C3b+. In dem so entstandenen Komplex C3b+H wird eine spaltbare Stelle des C3b+ exponiert und durch das Enzym I, dem C3b-Inaktivator, gespalten. Das

5

Kontrollsystem aus H und I sorgt also dafür, den natürlichen Anfall von reagiblem C3b+ sofort auszuschalten.

Mikrobielle Strukturen wie **Zymosan** vermögen das natürlicherweise anfallende C3b+ in einer besonderen Form zu binden. Diese Form ist unfähig, mit H zu reagieren. Dies bedeutet, dass die von Zymosan gebundenen C3b+-Moleküle sich der I/H-Kontrolle entziehen. Ohne Störung entwickelt sich das Enzym **C3b+Bb**; dieses wird durch Properdin (P) stabilisiert und generiert jetzt das enzymatische Spaltprodukt C3b, das seinerseits wieder an Zymosan gebunden wird usw.

Dieser Vorgang entspricht einer **Selbstamplifikation**. Er mündet in eine stürmisch verlaufende, unkontrollierte C3-Spaltung. Der alternative Weg leitet somit die terminale Effektorsequenz ein. Um sich vor der Komplementattacke zu schützen, exprimieren körpereigene Zellen den »decay accelerating factor« DAF (= CD55), der Komplementkomponenten, die über den alternativen Weg spontan gebildet werden, rasch abbaut.

Da das durch die C3-Konvertase des klassischen Weges gebildete C3b ebenfalls mit Faktor B und D reagieren kann, sind alternativer und klassischer Weg des Komplementsystems miteinander verbunden. Der alternative Weg lässt sich als **Verstärkersystem des klassischen Aktivierungsmechanismus** verstehen.

5.5 Lektinweg

Der Lektinweg (◘ Abb. 5.2) ist ein weiterer Aktivierungsweg des Komplementsystems. Lektine sind natürlich vorkommende Glykoproteine mit Spezifität für bestimmte Zucker. Im Serum findet man u. a. das **mannanbindende Lektin** (MBL), das Mannose und ähnliche Zucker erkennt, die auf zahlreichen Erregern vorkommen.

MBL kann mit bestimmten Proteasen, den MBL-assoziierten Serin-Proteasen (MASP), reagieren, die funktionell C1r und C1s ähneln. Erkennt der **MBL-MASP-Komplex** Zuckerbausteine auf Erregern, werden die Proteasen aktiviert und spalten C4 und anschließend C2. Möglicherweise kann auch C3 direkt gespalten und so die Beteiligung von C4 und C2 umgangen werden. Mit der Spaltung von

C3 mündet der Lektinweg in den terminalen Effektorweg der Komplementkaskade ein.

5.6 Anaphylatoxine

Die Spaltprodukte C4a, C3a und C5a werden als Anaphylatoxine bezeichnet, da sie **anaphylaktische Reaktionen** auslösen (► Kap. 10). Sie regen Mastzellen an, Histamin auszuschütten. Außerdem bewirken sie die Kontraktion der glatten Muskulatur. C5a ist nicht nur ein potenteres Anaphylatoxin als C3a und C4a, es übt darüber hinaus eine chemotaktische Wirkung gegenüber neutrophilen Granulozyten aus (**Leukotaxin**). Schließlich stimuliert es auch die Bildung von reaktiven Sauerstoffmetaboliten und Leukotrienen. Die Komplementspaltstücke C4a, C3a und C5a sind wichtige Mediatoren der Entzündung und der Überempfindlichkeit; sie werden in ► Kap. 10 besprochen. Anaphylatoxine werden durch eine Serum-Karboxypeptidase inaktiviert, den sog. **Anaphylatoxin-Inaktivator**.

Komplement

Aktivierung des Komplementsystems führt zu: Lyse von Zellen, Anlockung von Entzündungszellen, Opsonisierung.

Klassischer Aktivierungsweg Beteiligte Komponenten: C1, C4, C2, C3; Aktivierung durch Antigen-Antikörper-Komplexe: Es entsteht der C4b2a3b-Komplex und einzelnes C3b auf Zielzellen sowie freies C4a und C3a.

Alternativer Aktivierungsweg Beteiligte Komponenten: C3, B, D, Properdin, I, H; Aktivierung durch mikrobielle Bestandteile. Es entsteht der C3b+Bb-Komplex und einzelnes C3b auf Zielzellen.

Lektinweg Beteiligte Komponenten: mannanbindendes Lektin (MBL), MBL-assoziierte Serinproteasen (MASP), C4, C2, C3; Aktivierung durch Bindung an mikrobielle Zuckerbausteine. Es entsteht der C4b2a3b-Komplex. Möglicherweise lässt sich die Beteiligung von C4 und C2 durch direkte C3-Spaltung umgehen.

▼

Gemeinsamer Terminalabschnitt Beteiligte Komponenten:
C5, C6, C7, C8, C9; Aktivierung durch den C4b2a3b- oder den C3b+Bb-Komplex auf Zielzellen. Es entsteht ein amphiphiler Hohlzylinder auf der Zielzelle, der deren Lyse herbeiführt, sowie freies C5a.

Anaphylatoxine C4a, C3a aus dem klassischen Weg sowie C5a aus dem terminalen Weg, die in Lösung bleiben, locken Entzündungszellen an. C5a ist das wirkungsvollste Anaphylatoxin.

Opsonisierung Einzelnes C3b auf Zielzellen wird von Phagozyten über entsprechende Rezeptoren erkannt und vermittelt die Phagozytose.

Antigen-Antikörper-Reaktion: Grundlagen serologischer Methoden

S. H. E. Kaufmann, R. Blasczyk

Stefan H. E. Kaufmann, *Basiswissen Immunologie*,
DOI 10.1007/978-3-642-40325-5_6, © Springer-Verlag Berlin Heidelberg 2014

Einleitung

Der Nachweis von Antigenen oder Serumantikörpern spielt in der medizinischen Diagnostik eine bedeutende Rolle. Folgende Erscheinungen zeigen eine abgelaufene Antigen-Antikörper-Reaktion an:

- Es bilden sich sichtbare Komplexe.
- Die biologische Aktivität des Antigens bzw. der antigentragenden Zellen verändert sich.
- Zugesetztes Komplement wird aktiviert und verschwindet aus der flüssigen Phase oder lysiert antigentragende Zellen.
- Die Bindung des Antikörpers an das Antigen führt durch eine Markierung eines der beiden Partner zum Nachweis der Reaktion.
- Die Antigenbindung des Antikörpers ändert durch einen Substanzzuwachs die optischen Eigenschaften, sodass die Reaktion ohne Markierung eines der beiden Partner nachweisbar wird.

6.1 Nachweis der Antigen-Antikörper-Reaktion durch sichtbare Komplexe

Für Antikörper bzw. Antigene gilt:

- Antikörper sind mindestens **bivalent**: Jedes Antikörpermolekül besitzt 2 oder mehr Antigenbindungsstellen.
- Antigene sind in der Regel **polyvalent**: Auf einem Antigenmolekül befinden sich mehrere Epitope.

Dementsprechend führt die Reaktion zwischen Antigen und homologen Antikörpern unter geeigneten Bedingungen (im Serum oder in Lösung) zur Bildung sichtbarer **Antigen-Antikörper-Komplexe**. Je nach Größe des Antigens ergibt sich das Bild der

- Präzipitation: Antikörperreaktion mit freien Antigenmolekülen,
- Flokkulation: Antikörperreaktion mit kleinen Partikeln,
- Agglutination: Antikörperreaktion mit großen Partikeln oder Zellen.

Das zugrunde liegende Prinzip bleibt jeweils gleich: In allen Fällen handelt es sich um die Bildung eines Netzwerks aus Antigen und Antikörper.

6.1.1 Immunpräzipitation in löslicher Phase (Heidelberger-Kurve)

Treffen Antigen- und Antikörpermoleküle in flüssiger Phase aufeinander, so kommt es zur **Vernetzung**: Jedes Antikörpermolekül kann mit den Epitopen von 2 oder mehreren Antigenmolekülen reagieren. Die Größe der entstehenden Komplexe hängt von der **Valenz** des Antigens und dem Mengenverhältnis von Antigen und Antikörper ab. (Valenz bedeutet hier Zahl der Epitope pro Molekül bzw. pro Partikel.) Unter geeigneten Bedingungen bilden sich **unlösliche Komplexe**, die in der wässrigen Phase quantitativ ausfallen.

Wie M. Heidelberger zeigte, lassen sich die Bedingungen der Reaktion leicht ermitteln, indem man zu einer konstanten Antikörpermenge ansteigende Mengen Antigen zufügt. Trägt man die Menge des zentrifugierbaren Präzipitats gegen die Menge an zugefügtem Antigen auf, so ergibt sich eine charakteristische Kurve (☐ Abb. 6.1):

- Der Scheitel dieser Heidelberger-Kurve entspricht der Äquivalenz von Antigen und Antikörper: In dieser **Äquivalenzzone** kommt es zur **maximalen Präzipitatbildung**. Der vorhandene Antikörper wird ebenso wie das vorhandene Antigen vollständig in die Prä-

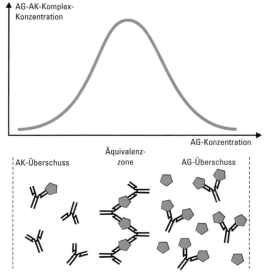

☐ **Abb. 6.1** Heidelberger-Kurve

zipitatbildung einbezogen. Nach Abschleudern des Präzipitats enthält der Überstand weder freien Antikörper noch freies Antigen noch lösliche Komplexe.

- Der linke Schenkel der Kurve zeigt die Verhältnisse bei **Antikörperüberschuss**: Das zugefügte Antigen wird vollständig präzipitiert; der Überstand zeigt nur freien, nicht-komplexierten Antikörper und weder Antigen noch lösliche Komplexe.
- Der rechte Schenkel schließlich zeigt an, dass sich bei **Antigenüberschuss** lösliche Immunkomplexe bilden: Hier enthält der Überstand freies Antigen und lösliche Komplexe, jedoch keinen freien Antikörper.

6.2 Nachweis der Antigen-Antikörper-Reaktion durch Komplementaktivierung

Bestimmte Antikörper vermögen Komplement zu aktivieren: Bei einer Antigen-Antikörper-Reaktion an der Oberfläche einer intakten Zelle kommt es durch Komplementaktivierung zur Zerstörung der Zellmembran und zur Lyse der Zellen, die sich unterschiedlich nachweisen lässt.

- Beim Einsatz von **Erythrozyten** zum Nachweis antierythrozytärer Antikörper ist die Lyse nach Zentrifugation des Reaktionsgemischs durch das Vorhandensein von **Hämoglobin** im Überstand visuell oder fotometrisch nachweisbar.
- Bei Verwendung von **Lymphozyten** zum Nachweis antilymphozytärer Antikörper (meist Anti-HLA-Ak) lässt sich die Lyse mikroskopisch durch **Färbung** mit einem Vital(fluoreszenz)farbstoff (z. B. Eosin oder Acridinorange zum Nachweis nicht-lysierter Zellen) oder einem DNA-interkalierenden Fluoreszenzfarbstoff (z. B. Ethidiumbromid zum Nachweis lysierter Zellen) quantifizieren.

6.3 Nachweis der Antigen-Antikörper-Reaktion durch markierte Reaktionspartner

6.3.1 Immunfluoreszenz

Bei der Immunfluoreszenz dient ein fluoreszierender Farbstoff (z. B. Fluoreszein-Isothiozyanat) als Indikator. Die Immunfluoreszenz dient zum fluoreszenzmikroskopischen Nachweis von Antigenen oder Antikörpern. Für die mikrobiologische Diagnostik wichtig ist der **Fluoreszenz-Treponemen-Antikörper-Absorptions-Test** (FTA-ABS-Test), mit dem sich luesspezifische Antikörper ermitteln lassen. Dabei weist fluoreszenzmarkiertes Coombs-Serum die Reaktion eines präabsorbierten Patientenserums mit abgetöteten Treponemen nach. (Coombs-Serum erkennt humanes Immunglobulin; ▶ Abschn. 6.5.4.)

6.3.2 Moderne Methoden

Die Entwicklung monoklonaler Antikörper und rekombinanter Antigene hat den Antigen- bzw. Antikörpernachweis durch markierte Antikörper bzw. Antigene enorm beflügelt. Im Prinzip beruhen die diversen Verfahren darauf, dass man zu einem Gemisch, welches das fragliche Antigen oder den fraglichen Antikörper enthält, einen monoklonalen Antikörper oder ein rekombinantes Antigen gibt und den resultierenden Antigen-Antikörper-Komplex von der flüssigen Phase abtrennt. Anschließend wird der Komplex mit einem empfindlichen Nachweissystem identifiziert und, falls erwünscht, quantitativ erfasst. Obwohl man hierbei den Indikator direkt an den monoklonalen Antikörper (**Primärantikörper** oder 1. Ak) koppeln könnte, bedient man sich bevorzugt indirekter Verfahren meist unter Einsatz polyklonaler Antikörper (**Sekundärantikörper** oder 2. Ak), die den 1. Antikörper erkennen. Dies bringt 2 Vorteile:

- Für monoklonale Antikörper aller Spezifitäten eignet sich das gleiche Indikatorserum.
- Mehrere Moleküle des sekundären Antikörpers reagieren mit einem einzigen Molekül des primären Antikörpers; dieser Verstärkereffekt erhöht die Empfindlichkeit des Systems.

6

ELISA

Beim **enzymgekoppelten** (»enzyme-linked«) **Immunosorbent-Assay** (ELISA) wird das Antigen an eine Festphase (z. B. Boden einer Plastikplatte) kovalent gebunden; anschließend gibt man den primären Antikörper zu. Die entstandenen Antigen-Antikörper-Komplexe bleiben an die Festphase gebunden, die überschüssigen Antikörper werden abgewaschen. Nun fügt man die sekundären Antikörper hinzu; die ungebundenen Sekundärantikörper werden abschließend vom Komplex abgewaschen. Da an die sekundären Antikörper vorher ein geeignetes Enzym (z. B. Peroxidase oder Phosphatase) gekoppelt wurde, resultiert nach Zugabe des entsprechenden Testsubstrats die Bildung eines farbigen Produkts, dessen Menge sich fotometrisch bestimmen lässt. Die Produktmenge steht in direkter Beziehung zur Menge des nachzuweisenden Antigens.

Beim **Sandwich-ELISA** setzt man 2 Antikörper, die für 2 unterschiedliche Epitope eines größeren Antigens (typischerweise eines Proteins) spezifisch sind, ein: Der 1. spezifische Antikörper ist an eine Festphase gebunden und hat die Aufgabe, das Antigen festzuhalten. Der 2. Antikörper, an den ein geeignetes Enzym gekoppelt wurde, dient dem Antigennachweis. Zugabe des entsprechenden Testsubstrats führt zur Bildung eines messbaren, farbigen Produkts.

ELISPOT-Assay

Mit dem **ELISPOT-Assay** (»enzyme-linked immunospot-assay«) lassen sich antigenspezifische Zellen ermitteln, die auf eine antigenspezifische Stimulation hin bestimmte Substanzen produzieren, welche mittels Antigen-Antikörper-Reaktion nachgewiesen werden. Diese nachgewiesenen Substanzen sind meist von Plasmazellen produzierte Antikörper (▶ Kap. 4) oder von T-Lymphozyten synthetisierte Zytokine (▶ Kap. 8).

Der ELISPOT-Assay ist eine Abwandlung des Sandwich-ELISA: Die produzierenden Zellen werden auf eine Filtermatte gesaugt, an die ein spezifischer Antikörper gebunden wurde. Dieser Antikörper bindet das freigesetzte Antigen. Nach Waschen wird ein 2. Antikörper hinzugegeben, der ebenfalls für das nachzuweisende Antigen spezifisch ist und mit einem geeigneten Enzym markiert wurde. In diesem Fall wird ein Substrat verwendet, das am

Reaktionsort ausfällt. An den Stellen der Antigenbindung entstehen sichtbare Punkte, die ein Maß für die Zahl der produzierenden Zellen darstellen.

Durchflusszytometrie

In letzter Zeit hat die fluoreszenzimmunologische Messung von Leukozyten und anderen Zellen im Durchflusszytometer breite Anwendung gefunden. Man benutzt dafür monoklonale Antikörper gegen solche Oberflächenantigene, die als Marker zur Katalogisierung der Zellen dienen (z. B. CD-Nomenklatur in ◘ Tab. 2.1). Die Auswertung erfolgt automatisch durch Zählung der angefärbten Zellen in computergesteuerten Durchflusszytometern (fluoreszenzaktivierten Zellsortierern (FACS, »fluorescence-activated cell sorter«).

FACS und MACS

Mithilfe von FACS und MACS (»magnetic absorbance cell sorter«) lassen sich antikörpermarkierte Zellen sortieren. Beim FACS markiert man die Nachweisantikörper mit einem Fluoreszenzfarbstoff, beim MACS mit magnetisierten Partikeln. Beim FACS werden die gefärbten Zellen mit einem Laserstrahl aussortiert, während beim MACS die magnetisierten Zellen im Magnetfeld von den nichtmarkierten Zellen abgetrennt werden. Diese Geräte sind zur präparativen Gewinnung definierter Zellpopulationen geeignet.

xMAP

Die xMAP-Technologie (»multiplex multi-analyte profiling«) ist eine neue Testplattform, die eine simultane Detektion von über 100 Parametern in einem Ansatz ermöglicht. Diese Parameter können auch Antigene oder Antikörper sein. Das Verfahren beruht auf mikroskopisch kleinen Polystyrolkügelchen, die aufgrund einer spezifischen Fluoreszenzkodierung zuverlässig voneinander unterscheidbar sind. Auf jeder dieser über 100 möglichen Populationen können Antikörper oder Antigene kovalent gekoppelt werden. Der parallele Nachweis multipler Analyten einer Probe erfolgt durch Nachweis einer Antigen-Antikörper-Reaktion auf jeder individuellen Population von Kügelchen in einem Luminex-System. Dieses arbeitet ähnlich wie ein Durchflusszytometer und erkennt sowohl das jeweilige Kügelchen als auch die Markierung des eingesetzten Sekundärantikörpers. Das xMAP-Verfahren wird häufig zum Multiplexnachweis von Zytokinen in Serumproben oder Zellkulturüberständen (Antikörper auf den Kügelchen gekoppelt) und von Anti-HLA-Antikörpern in Serumproben (Antigene an die Kügelchen gekoppelt) verwendet.

6.4 Nachweis der Antigen-Antikörper-Reaktion durch unmarkierte Reaktionspartner

Reflektometrische Interferenzspektroskopie (RIfS)
Diese Technik ist eine markierungsfreie, physikalische Methode, die auf der Interferenz von breitbandigem Licht (Weißlicht) an dünnen Schichten beruht: Aus senkrecht eingestrahltem Weißlicht entstehen an jeder Phasengrenze Teilstrahlen, von denen einige reflektiert und andere gebrochen transmittiert werden. Die reflektierten Teilstrahlen überlagern sich zu einem Interferenzspektrum, das über ein Spektrometer detektiert wird. Verändert sich die optische Schichtdicke, so resultiert ein modifiziertes Interferenzspektrum. Immobilisierte Antigene oder Antikörper verändern nach einer Antigen-Antikörper-Reaktion mit dem nachzuweisenden Antigen oder Antikörper aus der zu analysierenden Probe aufgrund neuer Phasengrenzen dieses Interferenzspektrum. Die Vorteile dieser Methode sind zum einen der markierungsfreie Nachweis der Antigen-Antikörper-Reaktion, zum anderen die Möglichkeit einer Beobachtung des zeitlichen Verlaufs des Interferenzspektrums und damit der zeitlichen Interaktion zwischen den Bindungspartnern. RIfS wird daher vor allem bei Biosensoren angewendet.

6.5 Blutgruppenserologie

Erythrozyten tragen auf ihrer Oberfläche zahlreiche **Alloantigene**, die in verschiedenen Systemen zusammengefasst werden. Der Besitzer eines bestimmten Antigens XY wird als Träger des Blutgruppenmerkmals XY bezeichnet. Die einzelnen Antigene eines Blutgruppensystems sind genetisch fixiert; sie können bei einzelnen Individuen ausgeprägt sein oder fehlen. Ihr Ensemble bildet ein

Tab. 6.1 AB0-System

Geno-typ	Anti-gen	Phäno-typ (Blutgruppe)	Natürliche Serumantikörper	Verteilung in Deutschland (%)
A/A, A/0	A	A	Anti-B	43
B/B, B/0	B	B	Anti-A	13
0/0	H	0	Anti-A, Anti-B	39
A/B	A, B	AB	–	5

Mosaik, das von Individuum zu Individuum variieren kann.

In der Blutgruppenserologie unterscheidet man mehrere Systeme; die wichtigsten werden als **AB0**, **Rhesus (Rh)**, **Kell**, **Duffy**, **Lewis**, **Kidd**, **MNS** und **Lutheran** bezeichnet. AB0 und Rh stellen die weitaus wichtigsten Blutgruppensysteme dar.

6.5.1 AB0-System

Alloantigene und Antikörper im AB0-System

Im AB0-System kennt man 4 phänotypisch ausgeprägte Formen (**Allotypen**); sie werden mit den Formeln **A**, **B**, **AB** oder **0** bezeichnet. Träger der Blutgruppe A besitzen auf ihren Erythrozyten das Antigen A, die der Gruppe B das Antigen B, die der Gruppe AB beide Antigene und die der Gruppe 0 keines der beiden Antigene (**Tab. 6.1**).

Die Antigene sind biochemisch charakterisiert worden: Als chemische Grundsubstanz fungieren glykosylierte Lipide (Glykolipide) bzw. Proteine (Glykoproteine) der Erythrozytenmembran, an die durch eine H-Transferase **Fukose** angefügt wird. Das Ergebnis bezeichnet man als **H-Substanz** (Antigen H). Erythrozyten der Blutgruppe 0 besitzen lediglich diese Grundstruktur. Bei der Blutgruppe A kommen zusätzlich N-Azetyl-Galaktosamin-Moleküle hinzu, bei der Gruppe B Galaktosemoleküle (**Abb. 6.2**). Erythrozyten der Blutgruppe AB besitzen beide Zuckerformen.

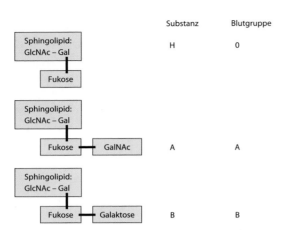

Abb. 6.2 Chemischer Aufbau der Antigene des AB0-Systems (GlcNAc: N-Azetyl-Glukosamin, GalNAc: N-Azetyl-Galaktosamin, Gal: Galaktose)

Die Anheftung des jeweiligen Zuckermoleküls an die H-Substanz wird von Glykosyltransferasen vermittelt, die vom A- bzw. B-Allel des für das AB0-System zuständigen Gens auf Chromosom 9 kodiert werden. Die A- und B-Merkmale werden kodominant und im Hinblick auf das 0-Merkmal dominant vererbt: Phänotyp »A« kann daher auf jeweils 2 Genotypen beruhen – auf A/A (homozygot) oder A/0 (heterozygot). Für den Phänotyp »B« gilt entsprechend der Genotyp B/B oder B/0. Für die Phänotypen 0 und AB existiert jeweils nur ein Genotyp, nämlich 0/0 bzw. A/B (◻ Tab. 6.1).

Wie zu erwarten, wirken die Blutgruppensubstanzen A, B und AB für Individuen, die sie nicht besitzen, als Alloantigene. Da das 0-Merkmal als gemeinsame Vorstufe bei allen Menschen vorkommt, wirkt es in keinem Fall als Antigen. Es gibt allerdings den sehr seltenen Null-Phänotyp des H-Systems, bei dem Antigen H nicht gebildet wird. Dieser durch eine H-Transferase-Defizienz verursachte Phänotyp wird nach dem Ort seiner Erstbeschreibung als **Bombay-Phänotyp** bezeichnet und ist immer mit einem hochtitrigen und klinisch relevanten Anti-H-Antikörper assoziiert. Eine Transfusion ist ausschließlich mit Bombay-Erythrozyten möglich.

Eine Besonderheit des AB0-Systems besteht darin, dass alle erwachsenen Individuen gegen diejenigen Antigene, die sie nicht besitzen, Antikörper aufweisen: sog. **physiologische** oder **natürliche Antikörper** (◻ Tab. 6.1):

- Individuen der Gruppe A besitzen physiologischerweise Antikörper gegen Antigen B.
- Individuen der Gruppe B besitzen Antikörper gegen Antigen A.
- Individuen der Gruppe 0 besitzen Antikörper gegen die Antigene A und B
- Dagegen besitzen Individuen der Gruppe AB weder Antikörper gegen A noch gegen B, da für sie keines dieser beiden Antigene fremd ist.

Neugeborene haben noch keine natürlichen Antikörper. Sie werden in den ersten Lebensmonaten gegen heterogenetische Antigene gewisser humansymbiotischer Bakterien aus der Darmflora gebildet. Diese Antigene sind mit den Blutgruppenantigenen identisch oder teilidentisch (▶ Kap. 4). Die physiologischen Antikörper gehören überwiegend der IgM-Klasse an und sind daher nicht plazentagängig. In der Regel zeigen sie mit den korrespondierenden Erythrozyten eine deutliche Hämagglutination, sie werden deshalb als **Isohämagglutinine** bezeichnet.

Bluttransfusion und Komplikationen

Bereits bei der 1. **Transfusion einer fremden AB0-Blutgruppe** kommt es zu einer heftigen Reaktion, bei der die Isohämagglutinine mit den allogenen Erythrozyten reagieren.

Bei Übertragung von Blut der Gruppe A auf ein Individuum der Gruppe B treten 2 getrennte Reaktionen auf:

- Die A-spezifischen Antikörper des Empfängers reagieren mit den gespendeten A-Erythrozyten.
- Auch die B-spezifischen Antikörper im Spenderblut reagieren mit den B-Erythrozyten des Empfängers.

Die erstgenannte, weitaus schwerwiegendere Reaktion wird als **Major-Reaktion** bezeichnet; die zweitgenannte, wegen des Verdünnungseffekts leichtere als Minor-Reaktion. Die **Minor-Reaktion** spielt bei der Übertragung von Erythrozyten klinisch allerdings keine Rolle, da heute ausschließlich Blutkomponenten zum Einsatz kommen, bei denen entweder nur die Blutzellen (Erythrozytenkonzentrate) oder nur das Plasma (Gefrierplasma) übertragen werden.

Bei der Transfusion von Blut der Gruppe AB auf einen Empfänger der Gruppe A oder B tritt nur eine Major-Reaktion ein, während es bei Übertragung von Blut der Gruppe 0 auf einen Empfänger der Gruppe A oder B oder AB lediglich zur Minor-Reaktion kommt.

Bei einem Empfänger der Gruppe AB kann niemals ein Major-Zwischenfall eintreten, ob man ihm nun Blut eines A-, eines B- oder eines 0-Spenders zuführt. Aufgrund dieser Verhältnisse bezeichnet man hinsichtlich der Transfusion von Erythrozyten die Angehörigen der Blutgruppe 0 als **Universalspender** und die Angehörigen der Blutgruppe AB als **Universalempfänger**. Im Normalfall wird jedoch auf diese Möglichkeit nicht zurückgegriffen.

Vorzugsweise werden AB0-gleiche Blutkomponenten und nur in Ausnahmefällen AB0-kompatible Präparate (z. B. 0-Erythrozytenkonzentrat auf A-Empfänger) übertragen. Bei Thrombozyten- und Plasmapräparaten wird jedoch häufig auch AB0-kompatibel transfundiert. Deshalb muss vor jeder Bluttransfusion die **AB0-Blutgruppenbestimmung** mit zusätzlicher Absicherung durch die serologische Verträglichkeitsprobe stehen; und bei zellhaltigen Blutkomponenten muss vor Transfusion immer am Krankenbett ein AB0-Identitätstest (**Bedside-Test**) des Empfängers zur Bestätigung der zuvor bestimmten AB0-Blutgruppenmerkmale erfolgen.

6.5.2 Rh-System

Rhesusantigene und Antikörper

Aufgrund seiner hohen Immunogenität ist das Rhesussystem für die Transfusionsmedizin von großer Bedeutung. Die Rhesusantigene werden mit den Buchstaben **C** bzw. **c**, **D** und **E** bzw. **e** bezeichnet. Diese Antigene werden durch 2 Genbereiche kodiert, die eng beieinander liegen und daher meist zusammen als Haplotyp vererbt werden. Der 1. Genbereich ist für Antigen **D**, der 2. für die Antigene **C**, **c**, **E**, **e** zuständig. Serologisch bestimmbar sind lediglich die Antigene **C**, **D**, **E**, **c** und **e**.

Für die Allelpaare »C/c« und »E/e« ergeben sich 3 Expressionsmöglichkeiten: **CC, cc** (beide homozygot) und **Cc** (heterozygot) bzw. **EE, ee** (beide homozygot) und **Ee** (heterozygot). Ein zu D antithetisches

Antigen **d** gibt es nicht. Der Buchstabe **d** wird dazu verwendet, um das Fehlen von **D** aufgrund einer vollständigen Deletion des kodierenden Gens anzuzeigen. Da serologisch nicht zwischen den Genotypen **DD** (homozygot) und **Dd** (heterozygot) unterschieden werden kann, wird für beide das Symbol **D.** verwendet. (Der Punkt bedeutet, dass sowohl **DD** als auch **Dd** vorliegen kann.) Bleibt die serologische Reaktion mit Anti-D dagegen aus, so muss es sich um **dd** handeln. (Hierbei steht **d** für den deletierten Genort des Antigens **D**.) Alle vorhandenen Rhesusantigene einer Person werden zusammen als Rhesusphänotyp oder Rhesusformel bezeichnet. Die häufigsten Rhesusphänotypen sind **CcD.ee** (35 %), **CCD.ee** (20 %) und **ccddee** (15 %).

Das mit Abstand stärkste Rh-Antigen ist **D** (»Rhesusfaktor«). Dementsprechend bedeutet bei **Transfusionsempfängern**, **Blutspendern** und in der **Schwangerschaftsvorsorge** die Kurzbezeichnung **Rh-positiv (D-positiv)** das Vorhandensein des D-Antigens, während das Symbol **Rh-negativ (D-negativ)** dessen Fehlen anzeigt. Nach dem Antigen **D** ist Antigen **c** das zweitstärkste Antigen, gefolgt von Antigen **E**. Die Antigene **C** und **e** sind schwächer immunogen.

Im Gegensatz zum AB0-System kommen Antikörper gegen Rh-Antigene natürlicherweise nicht vor. Sie werden erst in pathologischen Situationen erworben. Diese Antikörper gehören der IgG-Klasse an. Sie sind **plazentagängig** und besitzen **unvollständig hämagglutinierende Aktivität** (s. u.).

Bluttransfusion und Komplikationen

Aufgrund der starken Immunogenität ist das Rhesussystem für die Bluttransfusion von ebenso großer Bedeutung wie das AB0-System. Bei der Erythrozytentransfusion muss zumindest das Risiko einer Immunisierung gegen Antigen **D** vermieden werden. Ein **Rh-negativer** Empfänger ist daher mit **Rh-negativen** Erythrozytenpräparaten zu versorgen. Wegen der Seltenheit von **Rh-negativen** Erythrozytenpräparaten sollten Spender und Empfänger im Hinblick auf die Bezeichnung **Rh-positiv** oder **Rh-negativ** gleich sein.

Bei der Erstübertragung von **Rh-positiven** Erythrozytenpräparaten auf einen **Rh-negativen** Empfänger kommt es zu keiner Transfusionsreaktion. Der Empfänger wird aber dabei mit hoher (> 80 %)

Wahrscheinlichkeit immunisiert und würde bei erneuter Übertragung **Rh-positiver** Erythrozyten eine Transfusionsreaktion erleiden. Bei Mädchen und Frauen im gebärfähigen Alter ist bei Erythrozytentransfusionen die vollständige Rhesusformel zu beachten, um Immunisierungen gegen das beim Empfänger fehlende Rhesusantigen zu vermeiden (s. u.). Das Gleiche sollte bei längerfristig transfusionsbedürftigen Patienten beachtet werden sowie bei Patienten, die bereits gegen andere Blutgruppenantigene immunisiert sind.

Rhesussystem und Schwangerschaft

Das Rh-System ist wegen der Plazentagängigkeit der D-spezifischen Antikörper von großer Bedeutung für die Schwangerschaftsvorsorge. Erwartet eine **Rh-negative** Mutter ein **Rh-positives** Kind, treten bei der 1. Gravidität keine Probleme auf. Während der Geburt wird aber Blut zwischen Mutter und Neugeborenem ausgetauscht. Die Mutter wird gegen **D** sensibilisiert und bildet **Anti-D-Antikörper** der IgG-Klasse. Bei der 2. Schwangerschaft passieren diese Antikörper die Plazenta und lysieren Erythrozyten des Fetus, wenn auch dieser **Rh-positiv** ist. Dies führt in utero beim Fetus zur hämolytischen Anämie mit Hyperbilirubinämie und Kernikterus. Resultat ist der **Morbus haemolyticus neonatorum**.

Bei rechtzeitiger Diagnose lässt sich diese Erythroblastose verhindern. Die Gabe von **Anti-D-Antikörpern (Rhesusprophylaxe)** während der 1. Schwangerschaft und unmittelbar nach der Geburt eines **Rh-positiven** Kindes durch eine **Rh-negative** Mutter unterbindet die Sensibilisierung der Mutter, d. h. die Bildung D-spezifischer Antikörper.

6.5.3 Antigene anderer Blutgruppensysteme

Es existieren noch weitere Blutgruppensysteme, deren Antigene sich bei jedem Menschen finden. Gegen diese Antigene werden nur selten Antikörper gebildet. Als Störfaktor treten sie nur selten in Erscheinung. Dies hat folgende Gründe:
- Ihre Wirkung als Alloantigen ist schwach.
- Natürliche Antikörper kommen entweder selten vor oder sind aufgrund ihrer geringen Reaktivität bedeutungslos.

- Häufig tragen Spender und Empfänger gleiche Antigene.

Solche Systeme können aber bei zahlreichen Transfusionen, die einzelne Patienten gelegentlich erhalten müssen, zur Sensibilisierung führen. Dies schränkt die Auswahlmöglichkeiten unter den in Betracht kommenden Erythrozytenpräparaten ein, sodass bei längerfristiger Transfusionsbedürftigkeit ein Versorgungsproblem entstehen kann. Am ehesten sind für die Praxis die Kell-, Duffy- und Kidd-Antigene von Bedeutung.

6.5.4 Blutgruppenserologische Untersuchungsmethoden

Die **Blutgruppenbestimmung** beruht auf der Hämagglutination. Die Bestimmung der AB0 Merkmale ist im Prinzip einfach. In getrennten Untersuchungsgängen werden folgende Merkmale bestimmt:
- Erythrozytenmerkmale
- Spezifität der Isoagglutinine

Heute setzt man zum Nachweis monoklonale Antikörper gegen A und B ein. Als Reagens zur Isoagglutininbestimmung verwendet man Suspensionen menschlicher Erythrozyten mit den Merkmalen A_1, A_2, B und 0 (0-Ansatz als Kontrolle). Die Agglutination wird auf einer speziellen Platte, im Röhrchen, im Gel oder in einer Mikrotiterplatte ausgeführt. Die Serumeigenschaften müssen mit den Erythrozyteneigenschaften vereinbar sein. Beim AB0-Identitätstest des Empfängers (Bedside-Test) unmittelbar vor der Transfusion von Erythrozyten- und Granulozytenkonzentraten werden auf Testkarten nur die Erythrozytenmerkmale und nicht die Serumeigenschaften bestimmt.

Neben dem stark agglutinablen Merkmal A_1 (und bedingt A_2) gibt es mehrere schwach agglutinable Merkmale wie A_3, A_x, A_{end} oder A_m. Schwierigkeiten ergeben sich bei der Bestimmung des AB0-Systems dann, wenn ein Proband das Erythrozytenmerkmal A in dessen schwach oder nichtagglutinablen Form (z. B. A_3) besitzt. In diesem Fall beurteilt man die Erythrozyten als »A weak« und sucht dann vergebens nach dem zugehörigen Anti-

A im Serum. Die Situation lässt sich durch Antikörperadsorption, Phytohämagglutinine oder neuerdings molekulargenetisch klären. Phytohämagglutinine sind pflanzliche Makromoleküle. Sie vermögen gewisse Zucker zu binden.

Eine 2. Schwierigkeit ergibt sich beim Rh-System. Erythrozyten tragen auf ihrer Oberfläche starke negative Ladungen. In Suspension stoßen sie sich ab und geraten nie näher aneinander als 30 nm, also etwas weiter als die Spannweite eines IgG-Antikörpers. Dementsprechend werden die Rh-Antigene von den homologen Antikörpern der IgG-Klasse zwar erkannt, die Vernetzung der Erythrozyten bleibt jedoch in der Regel aus. Gibt man aber zusätzlich einen Antikörper dazu, der humanes Immunglobulin erkennt (**Antihumanglobulin**, AHG), so erfolgt die Agglutination. In der Blutgruppenserologie wird der 1., für sich allein nicht agglutinierende humane Antikörper als **inkompletter Antikörper** bezeichnet. (Der Ausdruck ist streng genommen falsch, da der so bezeichnete IgG-Antikörper voll funktionsfähig ist und sich nur in der Spezifität von anderen humanen IgG-Antikörpern unterscheidet.) Der 2., indirekt agglutinierende Antikörper wird nach seinem Entdecker **Coombs-Antikörper** genannt. Antikörper, die Erythrozyten stets direkt agglutinieren können, heißen **komplette Antikörper**. Sie gehören in der Regel der IgM-Klasse an (z. B. die natürlichen Antikörper des AB0-Systems).

Die Hämagglutination von Erythrozyten, die mit inkompletten Antikörpern beladen sind, lässt sich auch durch Zugabe von **Supplement** (z. B. »low ionic strength solution«, LISS, oder Albumin) fördern; Stoffe dieser Art reduzieren die negative Oberflächenladung der Erythrozyten. Schließlich kann man durch Vorbehandlung der Erythrozyten mit Enzymen (z. B. Papain) ihre Hämagglutinationsbereitschaft erhöhen.

Zur **Auswahl geeigneter Erythrozytenpräparate** für die Transfusion führt man beim Empfänger mindestens folgende Untersuchungen durch:

- Bestimmung der AB0-Blutgruppe
- Bestimmung des Antigens D
- Suchtest nach irregulären Antikörpern (Duffy, Kell, Kidd etc.)
- serologische Verträglichkeitsprobe (Kreuzprobe) des Patientenserums mit den Spendererythrozyten

Die natürlichen Antikörper des AB0-Systems treten bei Individuen der entsprechenden Blutgruppe immer auf (also Anti-A-Antikörper bei Blutgruppe B etc.). Diese regulären Antikörper werden bei der Auswahl geeigneter Erythrozytenkonzentrate bereits berücksichtigt (AB0-gleiche oder kompatible Erythrozytenpräparate). Beim Antikörpersuchtest und der serologischen Verträglichkeitsprobe können aber auch irreguläre Antikörper entdeckt werden (z. B. gegen Antigene des Rhesussystems oder gegen seltene Blutgruppenantigene), deren Vorkommen nicht voraussagbar ist.

- Für das AB0-System wird die volle Übereinstimmung der Spender- und Empfängermerkmale gefordert; in Ausnahmefällen wird auf AB0-kompatible Konstellationen ausgewichen.
- Für das Rhesussystem wird Übereinstimmung zumindest hinsichtlich **Rh-positiv** und **Rh-negativ** verlangt. In besonderen Fällen ist die komplette Rhesusformel zu beachten (s. o.).

Nach Auswahl des geeigneten Erythrozytenpräparats erfolgt vor der Transfusion die **serologische Verträglichkeitsprobe**. Sie dient dazu, mögliche Fehler bei Blutgruppenbestimmung und Serumantikörpersuche auszuschließen und mögliche Inkompatibilitäten (z. B. aufgrund von Antikörpern gegen seltene Blutgruppenantigene) zu erfassen. Sie wird heute ausschließlich mit Patientenserum gegen Spendererythrozyten durchgeführt (Major-Reaktion). Die früher zusätzlich durchgeführte Minor-Reaktion durch Prüfung des Spenderserums gegen Empfängererythrozyten ist insbesondere durch die ausschließliche Anwendung von Blutkomponenten überflüssig. Der häufig verwendete Begriff Kreuzprobe beruht auf der früher üblichen Prüfung sowohl der Major- als auch der Minor-Reaktion (Testung über Kreuz).

Bei der serologischen Verträglichkeitsprobe bringt man Spendererythrozyten mit Empfängerserum zusammen. Bei der immer mitgeführten und für die Kompatibilitätsbeurteilung unverzichtbaren Autokontrolle werden Serum und Erythrozyten des Empfängers auf Eigenreaktivität überprüft. Bei positiver Autokontrolle muss geprüft werden, ob deren Ursache transfusionsrelevant ist. Die Verträglichkeitsprobe im Röhrchen wird üblicherweise als Agglutinationstest (**Dreistufentest**) bei 37 °C

◘ Tab. 6.2 Serologische Verträglichkeitsprobe: Dreistufentest

Stufe	Agglutinationstest
1	ohne Zusätze
2	in Gegenwart von Supplement
3	zusätzlich in Gegenwart von Coombs-Serum (indirekter Coombs-Test, s. u.)

durchgeführt, um zuverlässig komplette und inkomplette Antikörper zu erfassen (◘ Tab. 6.2).

Bei modernen Gelkartensystemen entfällt das 3-stufige Vorgehen, da bereits alle Komponenten vorpipettiert vorliegen.

Während die natürlichen Antikörper des AB0-Systems im Allgemeinen bei Zimmertemperatur gut nachweisbar sind, reagieren die IgG-Antikörper der meisten Blutgruppensysteme bei Körpertemperatur besser; sie werden deshalb **Wärmeantikörper** (oder **Wärmeagglutinine**) genannt. Dagegen sind andere Antikörper, z. B. die Antikörper gegen Lewis-Antigene, nur bei 4 °C auffindbar – sog. **Kälteantikörper** (oder **Kälteagglutinine**). Antikörper, die in Gegenwart von Serumkomplement eine Lyse herbeiführen, nennt man hämolysierende Antikörper (Hämolysine). Sie können auch für Ablesefehler verantwortlich sein.

Für die Schwangerschaftsvorsorge ist das Rh-System von besonderer Bedeutung:

- Beim **direkten Coombs-Test (DCT; direkter Antihumanglobulin-[AHG-]Test)** wird die Erythrozytensuspension mit Coombs-Antiserum gemischt. Kommt es zur Hämagglutination, so waren die Erythrozyten bereits in vivo mit inkompletten Antikörpern beladen. Ein Befund dieser Art ergibt sich z. B. beim **Rh-positiven** Neugeborenen einer **Rh-negativen** Mutter, die bereits Antikörper gegen das Antigen D gebildet hat.
- Beim **indirekten Coombs-Test (ICT; indirekter AHG-Test)** wird das Serum auf das Vorhandensein von inkompletten Antikörpern, z. B. Rh-spezifischen Antikörpern, untersucht. Hierzu inkubiert man **Rh-positive** Erythrozyten der Gruppe 0 als Träger des Antigens D

mit dem zu untersuchenden Serum; nach Waschen wird der Suspension Coombs-Serum zugesetzt. Eine jetzt eintretende Hämagglutination weist auf das Vorhandensein von D-spezifischen Antikörpern im Serum hin. Der indirekte Coombs-Test wird z. B. zur Überwachung einer **Rh-negativen** Schwangeren, die ein **Rh-positives** Kind erwartet, eingesetzt.

Antigen-Antikörper-Reaktion

Grundlagen serologischer Methoden

Antigen-Antikörper-Komplexe Reaktion der zumindest bivalenten Antikörper mit polyvalenten Antigenen; es kommt zur Präzipitation (Antigen als lösliches Molekül), Flokkulation (Antigen auf kleinen Partikeln) oder Agglutination (Antigen auf großen Partikeln, z. B. Zellen).

Heidelberger-Kurve Bei Äquivalenz von Antigen- und Antikörpermenge kommt es zu vollständiger Präzipitatbildung; bei Antikörperüberschuss wird das vorhandene Antigen unvollständig komplexiert, bei Antigenüberschuss werden die Antikörper nur unvollständig komplexiert, in beiden Fällen entstehen lösliche Komplexe.

ELISA Nachweis von Antigen, das an eine Festphase gekoppelt wurde, durch Antikörper. Ein primärer Antikörper bindet spezifisch an das Antigen und wird mithilfe eines sekundären Antikörpers nachgewiesen. Bei Letzterem handelt es sich im Allgemeinen um ein Antiserum gegen den Primärantikörper, an das man ein Enzym (Peroxidase oder Phosphatase) gekoppelt hat. Nachweis durch Zugabe des entsprechenden Substrats.

Blutgruppenserologie

AB0-Systeme Wichtigstes Blutgruppensystem; Gruppe A: Antigen A auf Erythrozyten, Antikörper gegen Antigen B im Serum vorhanden; Gruppe B: Antigen B auf Erythrozyten, Antikörper gegen Antigen A vorhanden; Gruppe AB: Antigen A und Antigen B auf Erythrozyten, keine Antikörper gegen die Antigene A und B;

▼

Gruppe 0: weder Antigen A noch B auf Erythrozyten, Antikörper gegen A und B vorhanden. Antikörper gegen A und B sind natürliche Antikörper der IgM-Klasse (nicht plazentagängig, deutliche Hämagglutination).

Rhesussystem Besteht aus den »starken« Antigenen D und c sowie den »schwachen« Antigenen C, E und e. Bei Deletion des Genortes für Antigen D fehlt dieses Antigen (= d). Rh-Antikörper werden erst nach Sensibilisierung gebildet.

Rh-positiv D-Antigen auf Erythrozyten.

Rh-negativ Fehlen von Antigen D (= d). Rh-Antikörper werden erst nach Immunisierung durch Schwangerschaft oder Transfusion gebildet und gehören zur IgG-Klasse (plazentagängig, inkomplett, s. u.).

Rh-Transfusionsreaktion Keine Probleme bei der Erstgeburt eines **Rh-positiven** Kindes durch eine **Rh-negative** Mutter, aber Sensibilisierung der Mutter gegen D; bei weiteren Schwangerschaften passieren Antikörper gegen D die Plazenta; beim Neugeborenen kommt es zum **Morbus haemolyticus neonatorum**.

Major-Reaktion Transfusionsreaktion, bei der Empfängerantikörper gegen Spendererythrozyten reagieren.

Minor-Reaktion Transfusionsreaktion, bei der Spenderantikörper gegen Empfängererythrozyten reagieren.

Blutgruppenbestimmung

Agglutinierende (»komplette«) Antikörper Üblicherweise IgM, können den Abstand zwischen 2 Erythrozyten überbrücken und diese agglutinieren.

Nichtagglutinierende (»inkomplette«) Antikörper Üblicherweise IgG, können den Abstand zwischen 2 Erythrozyten nicht überbrücken und diese nicht agglutinieren. Durch Supplement (z. B. Albumin) wird der Abstand verringert; Coombs-Serum (Antikörper gegen humanes Immunglobulin) vergrößert die »Antikörperbrücke«. Beides ermöglicht die Hämagglutination.

Serologische Verträglichkeitsprobe (Kreuzprobe) Überprüfung der Verträglichkeit vor einer Erythrozytentransfusion.

Coombs-Test Nachweis inkompletter Antikörper durch den Einsatz von Antihumanglobulinen, z. B. im Rahmen der Rh-Überprüfung bei Schwangerschaftsvorsorge; indirekter Coombs-Test: Nachweis von Antikörpern gegen Rh im Blut einer Schwangeren mithilfe **Rh-positiver** Erythrozyten der Gruppe 0 in Gegenwart von Coombs-Serum; direkter Coombs-Test: Nachweis **Rh-positiver** Erythrozyten, die bereits mit Antikörpern gegen Rh-Antigene beladen sind, im Blut eines **Rh-positiven** Neugeborenen einer **Rh-negativen** Mutter durch Zugabe von Coombs-Serum.

Haupthisto-kompatibilitätskomplex

S. H. E. Kaufmann

Stefan H. E. Kaufmann, *Basiswissen Immunologie*,
DOI 10.1007/978-3-642-40325-5_7, © Springer-Verlag Berlin Heidelberg 2014

Einleitung

Über Akzeptanz oder Abstoßung von Transplantaten entscheiden bestimmte Antigene, die vom Haupthistokompatibilitätskomplex (»major histocompatibility complex«, MHC) kodiert werden. Die Hauptaufgabe des MHC besteht darin, T-Zellen antigene Peptide zu präsentieren. Der MHC des Menschen wird als **HLA-Komplex** bezeichnet (Maus: H-2-Komplex). HLA ist die Abkürzung für »humane Leukozytenantigene«. Diese Antigene wurden beim Menschen als Transplantationsantigene erstmals auf Leukozyten gefunden. H-2 steht für das bei Mäusen schon früh als besonders wichtig für die Abstoßungsreaktion erkannte Antigen 2.

7

7.1 Übersicht

Der MHC besteht aus mehreren zu einem Genkomplex zusammengefassten Genen. 2 Gengruppen interessieren hier besonders:

- Die von den **Klasse-I-Genen** kodierten Proteine heißen Klasse-I-Moleküle. Man bezeichnet sie auch als klassische Transplantationsantigene, da sie aufgrund von Arbeiten über die Transplantatabstoßung zuerst entdeckt wurden.
- Die von den **Klasse-II-Genen** kodierten Moleküle heißen Klasse-II-Moleküle oder »Immunantwort-assoziierte (Ia-)Antigene«; man entdeckte sie in später unternommenen Untersuchungen über die genetische Kontrolle der Immunantwort.

Die Gene des MHC (und damit auch die von ihnen kodierten Moleküle) sind äußerst **polymorph**, d. h. sie unterscheiden sich bei den einzelnen Individuen einer Spezies beträchtlich. Die aktuelle HLA-Datenbank enthält zurzeit über 6000 HLA-Allele.

Die Charakterisierung des MHC hat schnell Fortschritte gemacht, als es gelang, Mäusestämme zu züchten, die genetisch identisch sind. Mäuse eines derartigen Inzuchtstamms verhalten sich zueinander wie eineiige Zwillinge; man bezeichnet sie als **syngene** Tiere. Mäuse aus 2 unterschiedlichen Inzuchtstämmen verhalten sich dagegen wie 2 verschiedene, nicht verwandte Individuen, sie sind zueinander **allogen**.

Weiterhin ließen sich Mäusestämme züchten, die sich voneinander lediglich in einem definierten Bereich des Genoms unterscheiden. Diese Inzuchtstämme sind zueinander **kongen**. Mithilfe kongener Mäusestämme, die sich lediglich im MHC unterscheiden, gelang der Beweis, dass Unterschiede im MHC für die Transplantatabstoßung ausschlaggebend sind. Umgekehrt ergab sich, dass die Übereinstimmung im MHC über das Angehen eines Transplantats entscheidet.

Lange Zeit prägten diese Befunde die Auffassungen über die biologischen Aufgaben des MHC. Danach sollte der MHC primär dafür zuständig sein, dass Gewebe anderer Individuen aus derselben Spezies als fremd erkannt wird. Heute weiß man, dass diese Deutung falsch war: Denn der MHC ist in 1. Linie für die **richtige Erkennung von Fremdantigenen** jeder Art verantwortlich.

Fremde Antigene werden von T-Lymphozyten nicht als isolierte Einzelstruktur erkannt, sondern nur in Assoziation mit körpereigenen MHC-Strukturen. Die MHC-Proteine dienen als Leitmoleküle, sie ermöglichen es den T-Zellen, mit Fremdantigenen zu reagieren. Dies gilt für fast alle Antigene, insbesondere aber für die Bestandteile von Krankheitserregern. MHC-Moleküle bieten den T-Zellen Peptide fremder Proteine dar (▶ Kap. 8). Eine gewisse Ausnahme hiervon stellt die **direkte** Erkennung der Transplantationsantigene anderer Individuen dar. Diese Antigene können auf nicht ganz verstandene Weise das normalerweise von T-Zellen erkannte Produkt Fremdantigen plus körpereigenes MHC-Molekül imitieren. Sie werden gewissermaßen mit dem Komplex verwechselt, der aus Fremdantigen und körpereigenem MHC-Molekül entsteht.

Bei der **indirekten** Erkennung der Transplantationsantigene anderer Individuen werden prozessierte Fragmente der fremden MHC-Moleküle von den eigenen MHC-Molekülen präsentiert und so von T-Zellen als fremd erkannt. Die Funktion der MHC-Moleküle bei der Transplantatabstoßung gilt heute als randständig. Die Antigenassoziation mit MHC-Molekülen und ihre Erkennung durch T-Lymphozyten sowie die mögliche Ursache und Bedeutung dieser Vorgänge sind Thema in ▶ Kap. 8. Hier werden nur die Genetik und die Biochemie der MHC-Moleküle dargestellt.

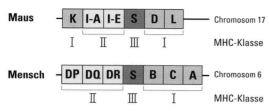

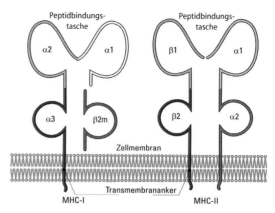

Abb. 7.1 MHC-Genkomplex bei Maus und Mensch

Abb. 7.2 MHC-Moleküle. Das MHC-Klasse-I-Molekül besteht aus einer α-Kette mit 3 Domänen und ist mit dem β2-Mikroglobulin (β2m) assoziiert. Die Domänen α1 und α2 bilden einen Spalt, in den ein antigenes Peptid aus 9 Aminosäuren passt. MHC-Klasse-II-Moleküle bestehen aus einer α- und einer β-Kette mit jeweils 2 Domänen. Das antigene Peptid lagert sich in einen Spalt zwischen α1- und β1-Domäne ein

7.2 Genetik des MHC

Der MHC liegt bei der Maus auf Chromosom 17 zwischen Zentromer und Telomer und ist etwa 0,3 Centimorgan lang. Der H-2-Komplex wird von den K- und D/L-Genen begrenzt. Diese Gene kodieren die **Klasse-I-Antigene**, sie werden koexprimiert. Die **Klasse-II-Antigene** werden von der I-Region kodiert; man unterscheidet in diesem Abschnitt verschiedene Subregionen. Wesentlich sind die I-A- und die I-E-Subregion (**Abb. 7.1**).

Der MHC des Menschen liegt auf dem kurzen Arm des Chromosoms 6 (**Abb. 7.1**). Die Klasse-I-Antigene werden von der A-, B- und C-Region kodiert; die Gene dieses Abschnitts entsprechen der K-, D- und L-Region bei der Maus. Die Klasse-II-Antigene werden von der D-Region kodiert. Hier unterscheidet man die Subregionen DP, DQ und DR.

Beim Menschen und bei der Maus findet sich auf dem MHC noch die S-Region. Darin sind die **Klasse-III-Gene** zusammengefasst. Sie kodieren u. a. bestimmte Komplementkomponenten.

7.3 Biochemie der MHC-Moleküle

7.3.1 MHC-Klasse-I-Moleküle

Fast alle Körperzellen exprimieren Klasse-I-Moleküle. Diese bestehen aus einer **schweren Kette** mit etwa 45 kD Molekularmasse; mit ihr ist **β2-Mikroglobulin** (Molekularmasse 12 kD) nichtkovalent assoziiert (**Abb. 7.2** links). β2-Mikroglobulin wird nicht vom MHC kodiert; sein Gen liegt auf Chromosom 15 (Mensch) bzw. 2 (Maus). Es weist eine geringe Variabilität auf und trägt zur Klasse-I-Vielfalt nicht bei.

Der extrazelluläre Bereich der schweren Kette besteht beim Klasse-I-Molekül aus 3 Domänen (▶ Kap. 4) mit jeweils etwa 90 Aminosäuren. Daran schließt sich eine Transmembranregion aus etwa 40 Aminosäuren an, die hydrophob ist und der Verankerung in der Zellmembran dient. Die zytoplasmatische Region ist etwa 30 Aminosäuren lang. Die extrazelluläre Region trägt 1 oder 2 Kohlenhydratseitenketten.

Obwohl zwischen den einzelnen Allelen eines Klasse-I-Gens eine ausgedehnte (etwa 80 %ige) Homologie besteht, gewährleisten die variablen 20 % des Moleküls den hohen Grad an Polymorphismus. Sie tragen die allogenen Klasse-I-Determinanten, die sich überwiegend in der **Antigenbindungsstelle** des MHC-Moleküls befinden.

7.3.2 MHC-Klasse-II-Moleküle

Die Klasse-II-Moleküle werden konstitutiv nur auf denjenigen Körperzellen exprimiert, die an der Induktion einer zellulären Immunantwort beteiligt sind, u. a. auf
- Zellen des mononukleär-phagozytären Systems und dendritische Zellen,

- B-Zellen,
- aktivierten T-Zellen und
- Endothelzellen.

Klasse-II-Antigene bestehen aus 2 annähernd gleich großen, nichtkovalent assoziierten Ketten, die beide vom MHC kodiert werden (■ Abb. 7.2 rechts):
- α-Kette (Molekularmasse ca. 30–33 kD)
- β-Kette (ca. 27–29 kD)

Beide Ketten setzen sich in der extrazellulären Region aus 2 Domänen mit etwa 90 Aminosäuren zusammen. Die Transmembranregion besteht aus etwa 30 zum großen Teil hydrophoben Aminosäuren. Sie dient der Verankerung des Moleküls in der Zellmembran. Die zytoplasmatische Region ist kurz und enthält etwa 10 Aminosäuren. Beide Ketten tragen Kohlenhydrate. Die Variabilität zwischen den einzelnen Allelen scheint bei den α-Ketten geringer zu sein als bei den β-Ketten. Die allogenen Klasse-II-Determinanten liegen zumeist auf den β-Ketten.

7.3.3 Antigenbindungsstelle

Die α1- und die α2-Domänen des **Klasse-I-Moleküls** bilden eine Spalte, in die ein Peptid aus ca. 9 Aminosäuren passt. Eine ähnliche Spalte formen die α1- und β1-Domänen der α- und der β-Kette des **Klasse-II-Moleküls**. Diese ist jedoch an den Seiten offen, sodass Peptide unterschiedlicher Länge von ca. 10–20 Aminosäuren präsentiert werden. Die Polymorphismen der MHC-Moleküle konzentrieren sich fast ausschließlich auf diese peptidbindende Spalte (Antigenbindungsstelle).

Haupthistokompatibilitätskomplex
Moleküle des Haupthistokompatibilitätskomplexes (HLA beim Menschen, H-2 bei der Maus) weisen einen hohen Polymorphismus auf. Sie dienen als Leitmoleküle bei der Antigenerkennung durch T-Zellen und sind dadurch auch für die Transplantatabstoßung entscheidend.
Klasse-II-Gene HLA-D beim Menschen, H-2I bei der Maus.
Klasse-I-Gene HLA-A, -B, -C beim Menschen, H-2K, H-2D und H-2L bei der Maus.

T-Zellen

S. H. E. Kaufmann

Stefan H. E. Kaufmann, *Basiswissen Immunologie*,
DOI 10.1007/978-3-642-40325-5_8, © Springer-Verlag Berlin Heidelberg 2014

Einleitung

Eine Gruppe von Lymphozyten erlangt ihre biologische Funktionsfähigkeit durch Reifung im Thymus. Man bezeichnet diese Zellen als T-Lymphozyten. Die T-Lymphozyten stellen die zentrale Schaltstelle der erworbenen Immunantwort dar. Die wichtigsten, durch T-Zellen vermittelten Effektorfunktionen sind in ◘ Tab. 8.1 dargestellt. Sie werden zusammenfassend als **zelluläre Immunität** bezeichnet. Die Benennung soll darauf hinweisen, dass bei diesen Prozessen T-Zellen in entscheidendem Maße beteiligt sind, wenn auch eine untergeordnete Rolle von B-Lymphozyten und deren Antikörpern nicht ausgeschlossen wird. Andererseits wirken bei der **humoralen Antwort** in der Regel auch T-Lymphozyten mit. Eine scharfe Trennung zwischen humoraler und zellvermittelter Immunität ist deshalb nicht möglich. Beide Funktionsbereiche sind miteinander verzahnt.

8.1 T-Zell-abhängige Effektorfunktionen

Die T-Zell-abhängigen Effektorfunktionen haben ein gemeinsames Merkmal: Im Experiment können sie auf Empfängertiere niemals anders übertragen werden als durch den Transfer lebender Zellen. Mit löslichen Faktoren gelingt die Übertragung nicht. Im Gegensatz hierzu kann die humorale Immunität mit Antikörpern allein übertragen werden. Wir sprechen bei der Übertragung der zellulären Immunität von einem **adoptiven Transfer**, während die Übertragung der humoralen Immunität als **passiver Transfer** bezeichnet wird.

Beim adoptiven Transfer beruht die Unentbehrlichkeit der lebenden Zellen erstens auf der Tatsache, dass die für die Antigenerkennung benötigte Struktur als Rezeptor auf dem T-Lymphozyten fest verankert ist und in löslicher Form nicht vorkommt. Des Weiteren werden zur Vermittlung der Effektorfunktionen lebende Zellen benötigt. Der Antigenrezeptor der T-Zelle ist der experimentellen Analyse sehr viel schwieriger zugänglich als das Antikörpermolekül; dennoch ist es in letzter Zeit gelungen, seine Struktur aufzuklären.

Heute wissen wir, dass die Vielzahl der T-Zell-Funktionen, die in ◘ Tab. 8.1 aufgeführt sind, auf

einige Grundfunktionen zurückgeführt werden kann, für die verschiedene T-Zellpopulationen zuständig sind. Dies sind

- Helfer-T-Zellen vom Typ 1 (TH1-Zellen) für Makrophagen und zytolytische T-Zellen,
- Helfer-T-Zellen vom Typ 2 (TH2-Zellen) für B-Lymphozyten und Eosinophile,
- Helfer-T-Zellen vom Typ 17 (TH17-Zellen) für Neutrophile,
- regulatorische T-Zellen (Treg-Zellen) und
- zytolytische T-Zellen.

8.2 Antigenerkennung durch T-Lymphozyten

T-Lymphozyten erkennen Fremdantigen nicht in dessen Nativzustand. Das Antigen muss vielmehr auf der Oberfläche von Wirtszellen erscheinen und zwar in Assoziation mit körpereigenen Strukturen, die der Haupthistokompatibilitätskomplex (MHC) kodiert (▶ Kap. 7). Als Antigene für T-Lymphozyten können im Allgemeinen nur Proteine dienen. Wirtszellen zerlegen diese in Peptide, die dann vom MHC-Molekül präsentiert werden. Dieses Peptid stellt daher die **antigene Determinante** (bzw. das Epitop) dar. Die T-Zelle erkennt die antigene Determinante im Kontext mit der

◘ Tab. 8.1 Von T-Lymphozyten vermittelte Effektorfunktionen

Phänomen	Grundfunktion
Transplantatabstoßung	Lyse
Abtötung virusinfizierter Zellen	Lyse
Tumorüberwachung	Lyse, Hilfe
Abwehr intrazellulärer Keime	Hilfe, Lyse
Verzögerte Allergie	Hilfe
Humorale Immunität	Hilfe
Regulation	Suppression, Apoptose, fehlgelenkte Immunantwort

körpereigenen MHC-Struktur. Dies bedeutet, dass es für ein- und dasselbe Fremdantigen zahlreiche Varianten der Erkennungsspezifität gibt. Deren Zahl wird durch den Polymorphismus des MHC-Genprodukts bestimmt. Eine T-Zelle kann somit nicht ein Fremdantigen schlechthin erkennen, sondern nur einen speziellen Peptid-MHC-Komplex auf der präsentierenden Zelle. Damit ist die Erkennungsspezifität der T-Zelle im Vergleich zum Antikörper eingeschränkt: Man spricht von der **MHC-Restriktion** der T-Zell-Antigenerkennung.

Hinzu kommt, dass die MHC-Moleküle verschiedener Individuen unterschiedliche Epitope eines Antigens bevorzugen. Daher wird ein Individuum mit einem bestimmten HLA-Typ ein anderes Epitop des gleichen Antigens erkennen als ein Individuum mit anderem HLA-Typ (◘ Abb. 8.1).

Wie in ▶ Kap. 7 beschrieben, bilden die MHC-Moleküle jeweils eine Grube, in die das Epitop als antigenes Peptid passt. Die Grube des MHC-Klasse-I-Moleküls ist an den Rändern geschlossen, sodass die Länge der präsentierten Peptide auf bis zu 9 Aminosäuren eingeschränkt ist. Die Spalte in den MHC-Klasse-II-Molekülen ist an den Seiten offen, sodass auch längere Peptide präsentiert werden können, die dann seitlich herausragen. Dadurch ist die Länge der präsentierten Peptide weniger eingeschränkt und kann 10–20 Aminosäuren betragen. Bestimmte Aminosäuren, die den Boden der MHC-Grube bilden, treten mit entsprechenden Aminosäuren des antigenen Peptids über nichtkovalente Bindungen in Wechselwirkung. Diese **Ankerstellen** sind in den MHC-Molekülen verschiedener Individuen unterschiedlich. Entsprechend unterscheiden sich auch die Aminosäuresequenzen der in einem bestimmten Individuum präsentierten Peptide (◘ Abb. 8.1): Die präsentierten Peptide besitzen dem MHC-Molekül entsprechende Motive.

Andere Aminosäuren des antigenen Peptids ragen aus der Spalte des MHC-Moleküls nach oben hervor und dienen als Kontaktstellen für den T-Zell-Rezeptor. Der T-Zell-Rezeptor erkennt
— einerseits die seiner Spezifität entsprechenden Aminosäuren des präsentierten Peptids,
— andererseits bestimmte Strukturen des MHC-Moleküls.

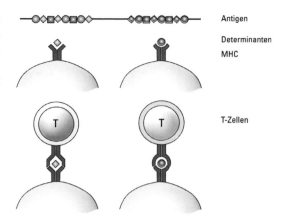

◘ **Abb. 8.1** Bevorzugte Erkennung zweier unterschiedlicher Epitope eines Proteinantigens durch T-Zellen zweier verschiedener Individuen aufgrund des unterschiedlichen HLA-Typs. Das Antigen ist aus unterschiedlichen Abschnitten zusammengesetzt, von denen einige als Determinanten für T-Zellen dienen. Ein bestimmtes Epitop wird von einem bestimmten MHC-Typ bevorzugt präsentiert. Deshalb erkennen T-Zellen verschiedener Individuen unterschiedliche Epitope

Letztere sind individuenspezifisch, d. h. der T-Zell-Rezeptor eines Individuums ist auf MHC-Strukturen desselben Individuums beschränkt oder **restringiert**. Somit können alle T-Lymphozyten eines Individuums Antigene nur dann erkennen, wenn sie von Zellen eben dieses Individuums präsentiert werden.

8.3 T-Zell-Rezeptor

Da der Antigenrezeptor das wichtigste Rezeptormolekül der T-Lymphozyten darstellt, wird er allgemein als **T-Zell-Rezeptor** (TZR) bezeichnet. Seine Struktur ist mittlerweile bekannt.

Der T-Zell-Rezeptor ähnelt hinsichtlich seines Aufbaus dem Antikörpermolekül (◘ Abb. 8.2). Er besitzt jedoch nur eine Bindungsstelle und ist daher **monovalent**. Im Prinzip entsteht die Spezifitätsvielfalt des T-Zell-Rezeptors durch dieselben genetischen Mechanismen wie beim Antikörper. Auch bei der T-Zelle führt die wechselnde Rekombination von V-, D- und J-Gensegmenten mit einem C-Gensegment zur Strukturdiversifizierung. Hinzu treten – wie bei der Antikörperrekombination –

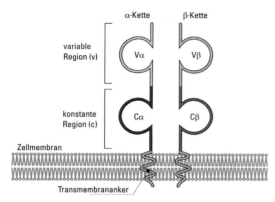

Abb. 8.2 Der T-Zell-Rezeptor ist aus einer α- und einer β-Kette aufgebaut, die aus je einer variablen (V) und konstanten Domäne (C) bestehen. Die beiden variablen Domänen bilden die Bindungsstelle für »Antigen plus MHC«

weitere Mechanismen. Hierzu zählen die ungenaue Verknüpfung von V-, D- und J-Gensegmenten sowie der Einbau zusätzlicher Nukleotide an den Nahtstellen. Dagegen tragen somatische Hypermutationen **nicht** zur Vielfalt der T-Zell-Rezeptoren bei.

α/β-T-Zellen Chemisch betrachtet besteht der T-Zell-Rezeptor aus 2 Ketten, α und β. Diese sind über Disulfidbrücken miteinander verbunden. Die α- und die β-Kette haben beide eine ähnliche Molekularmasse von 43–45 kD. Jede Kette besteht aus einem variablen und einem konstanten Teil, ganz ähnlich, wie dies für die schweren und die leichten Ketten des Antikörpers gilt. Die variablen Bereiche beider Ketten sind an der Antigenbindung beteiligt.

γ/δ-T-Zellen Kürzlich wurde ein 2. Typ von T-Zell-Rezeptoren identifiziert. Er ist aus einer γ- und δ-Kette aufgebaut und wird von einer besonderen T-Zell-Klasse exprimiert.

Bei Normalpersonen stellen α/β-T-Zellen über 90 % der Gesamt-T-Zellpopulation des peripheren Blutes und γ/δ-T-Zellen unter 10 %, bei den meisten Normalpersonen etwa 3–5 %. Bei einigen Tierarten (z. B. Schafen) bilden γ/δ-T-Zellen einen viel größeren Teil der peripheren T-Zellen. Es gibt bestimmte Immundefizienzerkrankungen, bei denen der Anteil von γ/δ-T-Zellen weit größer ist, da hauptsächlich

die α/β-T-Zellen fehlen. Antigenerkennung, Aktivierung, biologische Funktion etc. von α/β-T-Zellen sind heute recht gut verstanden. Dagegen ist unser Wissen über γ/δ-T-Zellen noch lückenhaft. Die bisherigen und folgenden Erläuterungen beschränken sich daher auf α/β-T-Zellen, falls nicht ausdrücklich auf γ/δ-T-Zellen hingewiesen wird.

8.4   T-Zell-Populationen und ihr Phänotyp

Reife T-Lymphozyten besitzen als charakteristisches Antigen das membranständige **CD3-Molekül**. Man bezeichnet sie als **CD3⁺**. Das CD3-Molekül ist nicht nur ein bedeutendes Erkennungsmerkmal aller T-Lymphozyten, sondern übernimmt auch die wichtige Funktion der antigenspezifischen T-Zell-aktivierung. Der T-Zell-Rezeptor vermag die Antigenerkennung selbst nicht direkt in die Zelle zu signalisieren. Er ist jedoch mit dem CD3-Molekül verbunden, das die Fähigkeit zur intrazellulären Signaltransduktion besitzt.

Für die Bezeichnung definierter Leukozyten-Differenzierungsantigene hat sich das CD-System (»cluster of differentiation«) durchgesetzt: Die einzelnen Antigene werden dabei fortlaufend nummeriert (► Kap. 2, ◘ Tab. 2.1).

Die Population der reifen T-Zellen (**CD3-Leukozyten**) kann in 2 gut definierte Subpopulationen mit charakteristischem Phänotyp unterteilt werden:

- Die **CD4-T-Lymphozyten** besitzen im Allgemeinen Helferfunktion.
- Die **CD8-T-Lymphozyten** besitzen meist zytolytische Funktion.

Das CD4- und das CD8-Molekül binden an konstante Bereiche des MHC-Klasse-II- bzw. MHC-Klasse-I-Moleküls (◘ Abb. 8.3). Sie verstärken damit die antigenspezifische Interaktion des T-Zell-Rezeptors mit dem MHC-Peptid-Komplex. Die Interaktion zwischen antigenpräsentierender Zelle und T-Lymphozyt wird durch weitere akzessorische Moleküle verstärkt (► Abschn. 8.10).

Die γ/δ-T-Zellen sind häufig doppelt negativ, d. h. sie exprimieren weder das CD4- noch das CD8-Molekül.

8.5 Antigenpräsentation und T-Zell-Antwort

Helfer-T-Zellen und zytolytische T-Zellen unterscheiden sich nicht nur phänotypisch, sondern auch in der Art, wie sie Fremdantigen erkennen. Wie bereits ausgeführt, können T-Lymphozyten fremde Epitope nur im Kontext mit Genprodukten des MHC erkennen (► Kap. 7). Die entsprechenden Genregionen werden durch die Bezeichnungen »Klasse I« und »Klasse II« voneinander unterschieden. Diese Unterscheidung bezieht sich auf den unterschiedlichen Mitwirkungsbereich der entsprechenden Genprodukte. Dabei gilt:
- Fremdantigene, die von CD8-T-Zellen erkannt werden sollen, müssen mit Klasse-I-Strukturen assoziiert sein.
- Fremdantigene, die dagegen von CD4-T-Zellen erkannt werden sollen, müssen in Beziehung zu Klasse-II-Strukturen stehen.

Träger der Klasse-II-Strukturen sind beim Menschen die Genprodukte HLA-D (HLA-DR, HLA-DP und HLA-DQ). Bei der Maus sind es die Genprodukte H-2I. Das von der menschlichen CD4-T-Zelle erkennbare Objekt würde also beispielsweise der Formel »Fremdpeptid plus HLA-D« entsprechen.

CD8-T-Zellen erkennen das Fremdantigen in Zusammenhang mit HLA-A oder HLA-B oder HLA-C (Mensch) bzw. mit H-2K, H-2D oder H-2L (Maus). Als **Restriktionselement** für die Erkennung durch CD4-T-Zellen dienen somit die MHC-Klasse-II-Produkte; dagegen ist die Erkennung durch CD8-T-Zellen durch MHC-Produkte der Klasse I restringiert. Die Antigenerkennung durch CD4- und CD8-T-Lymphozyten ist in ◘ Abb. 8.3 dargestellt.

Einige γ/δ-**T-Lymphozyten** können ebenfalls Peptide erkennen, die von MHC-Produkten präsentiert werden. Als Präsentationselemente werden sog. unkonventionelle MHC-Moleküle benutzt, die weniger polymorph sind. Da γ/δ-T-Zellen wie erwähnt weder CD4- noch CD8-Moleküle exprimieren, sind sie weit schwächer restringiert, d. h. sie können auch mit MHC-nichtidentischen Zellen interagieren.

Daneben können γ/δ-T-Lymphozyten auch mit **anderen Liganden** reagieren. So wurde kürzlich gezeigt, dass phosphorylierte Alkylderivate humane γ/δ-T-Lymphozyten stimulieren. Damit brechen γ/δ-T-Zellen das Dogma, dass T-Lymphozyten ausschließlich MHC-Peptidkomplexe erkennen. Offenbar sind γ/δ-T-Zellen bezüglich der Antigenerkennung eher mit Antikörpern als mit α/β-T-Zellen vergleichbar.

Eine kleine Population von α/β-**T-Lymphozyten** erkennt Glykolipide anstelle von Peptiden und bricht damit ebenfalls das Dogma der ausschließlichen Erkennung von MHC-Peptid-Komplexen. Die Glykolipide werden von sog. **CD1-Molekülen** präsentiert. Obwohl die CD1-Moleküle nicht im MHC kodiert werden, haben sie gewisse Ähnlichkeit mit MHC-I-Molekülen. Insbesondere sind sie auf der Zelloberfläche mit β2-Mikroglobulin assoziiert. Die erkannten Glykolipide (u. a. Lipoarabinomannan und Mykolsäuren) kommen reichlich in Zellwänden von Mykobakterien vor. Man nimmt daher an, dass die CD1-restringierten T-Zellen besonders an der Abwehr von Tuberkulose und Lepra beteiligt sind. Auch körpereigene Lipidantigene, die von CD1-Molekülen präsentiert werden, wurden identifiziert. Dabei handelt es sich um Sphingolipide.

8.6 Endogene und exogene Antigene sowie Superantigene

- MHC-Klasse I:
  CD8-T-Zellen und endogene Proteine
Das MHC-Klasse-I-Molekül stellt ein **Transportsystem zwischen dem zytoplasmatischen Bereich und der Oberfläche der Zelle** dar. Es kontaktiert daher in erster Linie von der Zelle im Zytosol neu synthetisierte Proteinantigene. Diese werden entsprechend als **endogene** Antigene bezeichnet. Hierzu gehören besonders körpereigene, virale und Tumorantigene, welche die Zelle selbst produziert. Den CD8-T-Zellen werden also vor allem endogene Proteine dargeboten (◘ Abb. 8.3).

Neu synthetisierte Moleküle werden im Zytoplasma der Zelle teilweise wieder abgebaut. Hierfür verantwortlich ist in erster Linie ein Komplex aus mehreren Proteasen, das **Proteasom**. Die Proteasen zerlegen Proteine in Peptidfragmente. Spezialisierte Transportmoleküle transportieren diese anschließend aus dem Zytoplasma in das endoplasmatische

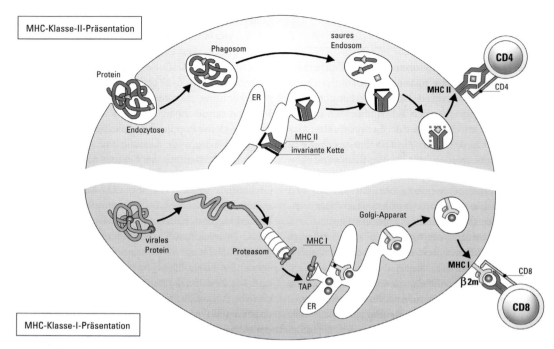

MHC-Klasse-II-Präsentation

MHC-Klasse-I-Präsentation

▫ Abb. 8.3 Unterschiedliche Prozessierung und Präsentation von Antigenen. *Oben*: MHC-Klasse-II-Präsentation für CD4-T-Zellen; *unten*: MHC-Klasse-I-Präsentation für CD8-T-Zellen. ER: endoplasmatisches Retikulum; TAP: Transporter assoziiert mit Antigenpräsentation; β2m: β2-Mikroglobulin

Retikulum (ER). Die Transportmoleküle werden entsprechend als **TAP** bezeichnet: **T**ransporter assoziiert mit **A**ntigen**p**rozessierung. Im ER trifft das Peptid auf das MHC-Klasse-I-Molekül (α-Kette plus β2-Mikroglobulin). Die Peptidbeladung bewirkt eine Umstrukturierung des MHC-Klasse-I-Moleküls, die ihrerseits den Transport an die Zelloberfläche auslöst: Das endogene Peptid wird den CD8-T-Lymphozyten vom MHC-Klasse-I-Molekül dargeboten. In Abwesenheit von Peptiden werden die MHC-Klasse-I-Moleküle im ER zurückgehalten.

▪ **MHC-Klasse II:**
CD4-T-Zellen und exogene Proteine
Dagegen dient das MHC-Klasse-II-Molekül als **Transportsystem zwischen Endosom und Zelloberfläche.** Wie in ▶ Kap. 9 beschrieben, gelangen fremde Partikel und Proteine über einen Endozytoseprozess in das Endosom. Dort kontaktiert das MHC-Klasse-II-Molekül die aufgenommenen Proteine, die entsprechend als **exogene** Antigene bezeichnet werden. Hierzu gehören in erster Linie

Antigene von Bakterien, Pilzen und Protozoen sowie die verschiedensten löslichen Proteine. Den CD4-T-Zellen werden daher hauptsächlich exogene Proteine dargeboten (▫ Abb. 8.3).

Exogene Proteine werden in Endosomen mit saurem pH-Wert von lysosomalen Proteasen abgebaut (▶ Kap. 9). Im endoplasmatischen Retikulum entstehen MHC-Klasse-II-Moleküle, die mit der sog. **invarianten Kette** assoziiert sind. Diese invariante Kette hat 2 Aufgaben:
▬ Sie verhindert die Beladung der MHC-Klasse-II-Moleküle durch Peptide im ER.
▬ Sie unterstützt den Transport der leeren (peptidunbeladenen) MHC-Klasse-II-Moleküle in das saure Endosom.

Dort wird die invariante Kette abgebaut, sodass nun die Bindungsstelle des MHC-Klasse-II-Moleküls freigelegt und mit Peptid beladen wird. Die peptidbeladenen MHC-Klasse-II-Moleküle gelangen an die Zelloberfläche und können dort das Peptid den CD4-T-Zellen präsentieren (▫ Abb. 8.3).

Wie wir heute wissen, besitzen einige Mikro-organismen die Fähigkeit, aus dem Endosom in das Zytoplasma der infizierten Zelle überzuwechseln. Die von diesen Erregern in das Zytoplasma sezer-nierten Proteine werden dadurch zu »endogenen« Antigenen. Dies macht verständlich, wie CD8-T-Zellen bestimmte bakterielle Proteine erkennen. Umgekehrt können körpereigene, virale oder Tu-mor-Antigene, die von absterbenden Zellen freige-setzt werden, zu exogenen Antigenen umgewandelt werden, die CD4-T-Zellen stimulieren. Auch sezer-nierte körpereigene Proteine können wieder auf-genommen und im Kontext von MHC-Klasse-II-Molekülen präsentiert werden. Scheinbar erkennen die γ/δ-T-Zellen sowohl exogene als auch endogene Antigene auf bislang weitgehend unverstandene Weise.

▪ **Crosspriming**
Über einen als Crosspriming bezeichneten Weg können CD4- und CD8-T-Zellen effektiv stimuliert werden. Voraussetzung hierzu ist der Tod von Zellen, die als Quelle des Antigens dienen. Dies können virusinfizierte Zellen sein oder Makropha-gen, die Krankheitserreger oder Tumorzellen pha-gozytiert haben. Während des Zelltods bilden sich Vesikel, die Antigen enthalten. Diese Vesikel wer-den von dendritischen Zellen in der Umgebung auf-genommen, die die enthaltenen Antigene über den MHC-Klasse-II- oder den MHC-Klasse-I-Weg präsentieren. Crosspriming ermöglicht eine äußerst effiziente T-Zellstimulation. Zahlreiche Erreger führen den Tod einer infizierten Wirtszelle aktiv herbei und leiten somit diesen Prozess selbst ein.

▪ **Superantigene**
Bestimmte bakterielle und virale Produkte (z. B. Exotoxine von Strepto- und Staphylokokken) kön-nen als Superantigene fungieren (▶ Kap. 11). Sie verbinden das MHC-Klasse-II-Molekül auf der präsentierenden Zelle mit dem T-Zell-Rezeptor auf der T-Zelle, **ohne dass eine Prozessierung vor-ausging**. Da Superantigene mit verschiedenen T-Zell-Rezeptoren, denen bestimmte Eigenschaften gemeinsam sind, reagieren, kommt es zu einer polyklonalen T-Zellaktivierung.

Diese Superantigene reagieren mit der β-Kette des T-Zell-Rezeptors von α/β-T-Zellen. Superantige-ne aktivieren letztendlich α/β-T-Lymphozyten durch »Verklammerung« des T-Zell-Rezeptors mit dem MHC-Molekül, unabhängig von der Antigenspezi-fität der T-Zelle und den für die antigenspezifische Erkennung notwendigen Ereignissen. Ein bestimm-tes Superantigen erkennt Bereiche einer Gruppe von β-Ketten des T-Zell-Rezeptors. Somit aktivieren Superantigene einen großen Anteil der T-Zellen (bis zu 20%), aber nicht die gesamte T-Zellpopulation. Die **polyklonale T-Zellaktivierung** durch Super-antigene von Krankheitserregern führt zur Ausschüt-tung großer Mengen von Zytokinen, die letztendlich toxische Symptome hervorrufen. Diese Reaktion wird anschaulich als Zytokinsturm bezeichnet.

8.7 Helfer-T-Zellen und Zytokinsekretion

Helfer-T-Zellen entsprechen im Allgemeinen dem Formelbild CD3$^+$, CD4$^+$, CD8$^-$. Sie sind Klasse-II-restringiert. Ihre besondere Leistung bei der Im-munantwort besteht darin, dass sie in anderen Zellen eine biologische Funktion induzieren. Die Helfer-T-Zellen fallen in 3 Untergruppen:
- **TH1-Zellen:** Sie sind zuständig für die funk-tionelle Reifung zytolytischer T-Zellen und die Aktivierung von Makrophagen.
- **TH2-Zellen:** Sie kontrollieren die Differenzie-rung von B-Zellen in antikörperbildende Plasmazellen und die Aktivierung von Eosino-philen.
- **TH17-Zellen:** Sie aktivieren Neutrophile.

Der induktive Stimulus wird von der Helfer-T-Zelle auf die Zielzelle durch lösliche Botenstoffe übertra-gen; diese werden als **Zytokine** oder **Interleukine** bezeichnet (s. u.). Für die Benennung gut definier-ter Zytokine hat sich (ähnlich wie beim CD-System) die fortlaufend nummerierte Bezeichnung Inter-leukin (IL) durchgesetzt (IL-1, IL-2 etc.).

8.8 Regulatorische T-Lymphozyten

Eine Subpopulation von CD4-T-Zellen, die meist das CD25-Molekül (die α-Kette des IL-2-Rezeptors) sowie exklusiv den Transkriptionsfaktor Foxp3 ex-

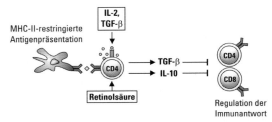

Abb. 8.4 Aktivierung von T$_{reg}$-Zellen

primiert, übt regulatorische Funktionen aus: Diese Zellen unterdrücken eine laufende Immunantwort. Nachdem die Immunantwort eingedrungene Erreger eliminiert hat, ist ihre Aufgabe beendet. Eine fortlaufende Immunantwort könnte zu Kollateralschäden führen. Aus diesen Gründen müssen regulatorische T-Zellen die spezifische Immunantwort nach erfolgreichem Abschluss der Aufgabe beenden. Dies spielt bei akuten und chronischen Infektionen eine wichtige Rolle und dürfte der Vermeidung von chronischen Entzündungsreaktionen und Autoimmunkrankheiten infolge von Infektionskrankheiten dienen.

Die verantwortlichen T-Zellen werden **T$_{reg}$-Zelle**n genannt. Sie sind durch das Formelbild CD3$^+$, CD4$^+$, CD8$^-$, CD25$^+$, Foxp3$^+$ charakterisiert und unterscheiden sich daher von den klassischen TH-Zellen, die Foxp3$^-$ und weitgehend CD25$^-$ sind. Die Regulation wird in erster Linie durch IL-10 und TGF-β vermittelt. TGF-β ist auch an der Stimulation von T$_{reg}$-Zellen beteiligt, und zwar gemeinsam mit Retinolsäure (Vitamin-A-Derivat) (Abb. 8.4). Nach derzeitigem Kenntnisstand unterscheiden wir **natürliche** T$_{reg}$-Zellen, die hauptsächlich selbstreaktiv sind, und **induzierbare** T$_{reg}$-Zellen, die gegen Fremdantigene gerichtet sind. Bei chronischen Entzündungen und Autoimmunerkrankungen werden T$_{reg}$-Zellen häufig ungenügend aktiviert.

8.9   Zytokine

Zytokine sind antigenunspezifisch. Sie wirken häufig auf unterschiedliche Wirtszellen (pleiotrope Wirkung). Zytokine besitzen aber eine gewisse **Funktionsspezifität**, d. h. sie induzieren in ihren Zielzellen definierte Einzelfunktionen.

Viele Zytokine zeigen redundante Effekte, d. h. unterschiedliche Zytokine können die gleiche Funktion hervorrufen. In erster Linie bringen Zytokine in ihren Zielzellen entweder Zellteilung hervor, dienen also als **Wachstumsfaktoren**, oder sie lösen eine bestimmte Funktion aus, etwa mobilisieren sie Effektor- oder Regulatorfunktionen. Die produzierende Zelle kann gleichzeitig als Zielzelle reagieren: Das Zytokin zeigt dann **autokrine** Wirkung. In anderen Fällen werden Zellen in der unmittelbaren Nähe der zytokinproduzierenden Zelle aktiviert: **parakrine** Wirkung.

Werden schließlich große Zytokinmengen gebildet, so gelangen diese in den Blutkreislauf und können an entfernten Stellen Zellen aktivieren: **endokrine** Wirkung.

Sämtliche heute bekannten Zytokine liegen molekulargenetisch kloniert und exprimiert vor. Obwohl in diesem Kapitel Schwerpunkt auf die von Helfer-T-Zellen gebildeten Zytokine gelegt wird, müssen einige von Makrophagen und dendritischen Zellen gebildete Zytokine bereits hier erwähnt werden, da sie bei der T-Zellaktivierung wesentliche Funktionen einnehmen (Tab. 8.2).

IL-1 Dieses Zytokin wird von Makrophagen gebildet und sezerniert. Es spielt bei der Stimulation von Helfer-T-Zellen eine Rolle. Daneben wirkt es als Entzündungsmediator und als endogenes Pyrogen (▶ Kap. 9).

IL-2 IL-2 wird von TH1-Zellen gebildet. Es bewirkt das Wachstum und die Reifung von T-Lymphozyten. Die α-Kette des IL-2-Rezeptors erhielt in der CD-Nomenklatur die Bezeichnung CD25.

IL-3 IL-3 gehört zur Gruppe der koloniestimulierenden Faktoren und wird auch als **Multi-Kolonien-stimulierender** Faktor bezeichnet. Es ist an der Entwicklung verschiedener Leukozytenarten beteiligt. IL-3 wird von einigen T-Zellen gebildet, in erster Linie aber von nichtleukozytären Zellen.

IL-4 IL-4, das zur Familie der B-Zell-stimulierenden Faktoren gehört, ist ein typisches Produkt von TH2-Zellen. Daneben wird das Zytokin auch von Eosinophilen, Basophilen und Mastzellen gebildet. IL-4 besitzt sowohl wachstums- als auch differen-

Tab. 8.2 Wichtige Zytokine

Name	Wichtige Funktion	Wichtiger Produzent	Wichtige Zielzelle
IL-1	Entzündungsmediator	Makrophagen	Endothelzellen
IL-2	T-Zellstimulation	T-Zellen	T-Zellen
IL-3	Hämatopoese	T-Zellen	Knochenmark-vorläuferzellen
IL-4	B-Zellaktivierung	TH2-Zellen	B-Zellen
	Basophilenanlockung	Mastzellen, NK-T-Zellen, TH-2-Zellen	Basophile
	Klassenwechsel zu IgE	TH2-Zellen	B-Zellen
IL-5	B-Zell-Reifung	TH2-Zellen, Mastzellen	B-Zellen
	Klassenwechsel zu IgA		
	Eosinophilenaktivierung		Eosinophile
IL-6	Akutphasereaktion	T-Zellen, Makrophagen	Hepatozyten
	B-Zell-Reifung		B-Zellen
IL-8	Chemotaxis	Makrophagen	Neutrophile
IL-10	Immuninhibition	TH2-Zellen, T_{reg}-Zellen, Makrophagen	Makrophagen, T-Zellen
IL-12	Aktivierung von TH1-Zellen und zytolytischen T-Zellen	Makrophagen, dendritische Zellen	T-Zellen
IL-13	Hemmung von Entzündungs-prozessen, Klassenwechsel zu IgE	TH2-Zellen	Makrophagen, B-Zellen
IL-17	Entzündung	TH17-Zellen	Neutrophile
IL-18	Aktivierung von TH1-Zellen	Makrophagen, dendritische Zellen	TH1-Zellen
IL-21	Aktivierung von NK-Zellen und zytolytischen T-Zellen	TH17-Zellen	NK-Zellen, zytolytische T-Zellen
IL-22	Lokale Infektabwehr	TH17-Zellen	Epithelzellen
IL-25	Aktivierung von TH2-Zellen	Epithelzellen	TH2-Zellen
IL-23	TH17-Antwort	Makrophagen	TH17-Zellen
IL-33	Aktivierung von TH2-Zellen	Epithelzellen	TH2-Zellen
IFN-γ	Makrophagenaktivierung	T-Zellen, NK-Zellen	Makrophagen
	Klassenwechsel zu IgG2a und IgG3		B-Zellen
TNF	Entzündungsmediator	Makrophagen	Endothelzellen
	Makrophagenaktivierung		Makrophagen
TGF-β	Immuninhibition	TH-Zellen, Treg-Zellen, Makrophagen	T-Zellen, Makrophagen
	Klassenwechsel zu IgA		B-Zellen
	Wundheilung		Epithelzellen
GM-CSF	Granulozyten- und Makrophagenreifung	T-Zellen, Makrophagen	Knochenmark-vorläuferzellen

zierungsfördernde Wirkung auf B-Lymphozyten. Es induziert in erster Linie Antikörper der Klassen IgG1 und IgE. Daneben fördert es die Bildung von TH2-Zellen und hemmt die der TH1-Zellen. Schließlich lockt IL-4 Basophile an.

IL-5 IL-5 gehört ebenfalls zur Familie der B-Zell-stimulierenden Faktoren. Es ist seinerseits ein typisches TH2-Zellprodukt. Es wirkt auf reife B-Lymphozyten und induziert in diesen die Entwicklung zu antikörperproduzierenden Plasmazellen. IL-5 induziert bevorzugt die Bildung von IgA-Antikörpern, daneben wirkt es auch auf Eosinophile.

IL-6 IL-6 wird von T-Lymphozyten, mononukleären Phagozyten und anderen Zellen gebildet. Es bewirkt die Reifung von B-Lymphozyten, ist an der T-Zellaktivierung beteiligt und induziert eine Akutphasereaktion.

IL-10 Dieses Zytokin wirkt hauptsächlich immuninhibitorisch. Insbesondere hemmt es die Aktivierung von TH1-Zellen und von Makrophagen. IL-10 wird nicht nur von TH2-Zellen, sondern auch von B-Zellen und Makrophagen gebildet. Auch T_{reg}-Zellen stellen eine wichtige Quelle von IL-10 dar.

IL-12 Dieses Zytokin wird hauptsächlich von Makrophagen gebildet (► Kap. 9). Es induziert die zytolytische Aktivität von T- und NK-Zellen und fördert die Bildung von TH1-Zellen.

IL-13 Dieses Zytokin wird hauptsächlich von TH2-Zellen produziert. Es ist an der B-Zell-Reifung und -Differenzierung beteiligt und fördert die Bildung von IgE-Antikörpern. Daneben wirkt IL-13 entzündungshemmend, indem es Makrophagen inhibiert.

IL-17 Dieses Zytokin wird von kürzlich als eigenständig erkannten Helfer-T-Zellen (TH17-Zellen) gebildet. Es löst Entzündungsprozesse aus, die von neutrophilen Granulozyten geprägt werden, und ist an der Abwehr extrazellulärer Erreger beteiligt.

IL-18 Dieses Zytokin wird hauptsächlich von Makrophagen gebildet (► Kap. 9). Es unterstützt IL-12 bei der Bildung von TH1-Zellen und gehört zur IL-1-Familie.

IL-21 Dieses von TH17 gebildete Zytokin unterstützt die Aktivierung von zytolytischen T-Zellen und NK-Zellen.

IL-22 Dieses von TH17 gebildete Zytokin aktiviert Epithelzellen, einen Beitrag zur lokalen Infektabwehr zu leisten.

IL-23 Dieses mit IL-12 verwandte Zytokin wird in erster Linie von dendritischen Zellen und Makrophagen gebildet (► Kap. 9) und beteiligt sich an der Aufrechterhaltung einer TH17-Antwort.

IL-25 Dieses Zytokin unterstützt die Stimulation von TH2-Zellen.

IL-33 Dieses Zytokin unterstützt die Stimulation von TH2-Zellen und gehört zur IL-1-Familie.

IFN-γ Gamma-Interferon ist ein typisches Produkt von TH1-Zellen und wird auch von zytolytischen T-Zellen produziert. Es besitzt die Fähigkeit, in verschiedenen Zellen die Expression von MHC-Klasse-II-Molekülen zu induzieren. Darüber hinaus erhöht es die Leistungsfähigkeit von Makrophagen bei der Zerstörung von Tumorzellen und der Abtötung intrazellulärer Erreger. IFN-γ ist der wichtigste Makrophagen-aktivierende Faktor (MAF). Schließlich steigert IFN-γ die Aktivität von NK-Zellen und hemmt die Entwicklung von TH2-Zellen.

IFN-α und IFN-β Alpha-Interferon wird hauptsächlich von Leukozyten gebildet; Beta-Interferon ist ein Fibroblastenprodukt. Alle Interferone können in geeigneten Zielzellen mehr oder weniger stark die Virusreplikation hemmen.

TNF-β und TNF-α Tumornekrosefaktor-β (auch Lymphotoxin genannt) wird in erster Linie von T-Lymphozyten gebildet und wirkt auf Tumorzellen stark nekrotisierend. Eine ähnliche Substanz, TNF-α, wird primär von Makrophagen produziert (► Kap. 9).

TGF-β Der transformierende Wachstumsfaktor (»transforming growth factor«) hat seinen Namen von der Beobachtung, dass bestimmte Tumorzellen

Faktoren produzieren, die normale Zellen zum Wachstum anregen. Dennoch ist die primäre immunologische Wirkung von natürlich gebildetem TGF-β suppressiv: TGF-β hemmt die T-Zell-Proliferation und die Makrophagenaktivierung. Ein stimulierender Effekt von TGF-β liegt in seiner Fähigkeit, die Bildung von IgA zu unterstützen. TGF-β wird von mononukleären Phagozyten, anderen Zellen und insbesondere Treg-Zellen gebildet.

GM-CSF Der Granulozyten/Makrophagen-kolonienstimulierende Faktor (GM-CSF), den u. a. T-Lymphozyten produzieren, vermag die Reifung von Granulozyten und Makrophagen zu induzieren.

Helfer-T-Zellen bilden nicht alle Zytokine gleichzeitig. Vielmehr besteht eine **Aufgabenteilung**:

- Helfer-T-Zellen vom Typ 1 (TH1-Zellen) produzieren in erster Linie IL-2 und IFN-γ, aber nicht IL-4, IL-5 und IL-10.
- Dagegen produzieren sog. TH2-Zellen IL-4, IL-5 und IL-10, aber nicht IL-2 und IFN-γ.

Diese Dichotomie der Helfer-T-Zell-Funktion korreliert aber nicht mit phänotypisch distinkten T-Zellen –beide T-Zell-Typen lassen sich lediglich über ihr Zytokin-Differenzierungsmuster unterscheiden; exklusive CD-Marker existieren nicht (beide Zelltypen sind also CD3$^+$, CD4$^+$, CD8$^-$).

8.10 Akzessorische Moleküle

Antigenpräsentierende Zellen exprimieren sog. **kostimulatorische Moleküle**. Die Interaktion dieser Moleküle mit entsprechenden Liganden auf T-Lymphozyten ist an deren Aktivierung entscheidend beteiligt. Hierzu zählen insbesondere das CD40/CD40L-(CD154-)System und das B7-(CD80/CD86)/CD28-System. Antigenpräsentierende Zellen exprimieren CD40- und B7-Moleküle, deren Interaktion mit CD40L bzw. CD28 die T-Zell-Aktivierung unterstützt.

Daneben existieren auch **inhibitorische Oberflächenmoleküle**. Wenn das CTLA-4-(CD152-) Molekül auf T-Zellen mit B7-Molekülen (CD80 und CD86) auf antigenpräsentierenden Zellen reagiert, wird die T-Zelle inhibiert. Ähnlich kann die Wechselwirkung zwischen PD1 (CD279) auf T-Zellen

mit dem PD1-Liganden (CD274) auf antigenpräsentierenden Zellen zur Erschöpfung der T-Zell-Antwort beitragen.

T-Zell-Stimulation ist letztlich das Resultat einer fein abgestimmten Balance aus stimulierenden und inhibierenden Signalen; sie wird also vom Zusammenspiel einer ganzen Reihe von Rezeptor-Korezeptor-Paaren vermittelt. Aufgrund der hohen Oberflächendichte an MHC-II-Molekülen und kostimulatorischen Molekülen sowie der gezielten Sekretion stimulierender Zytokine sind dendritische Zellen die effektivsten Antigenpräsentatoren.

8.11 Zytolytische T-Lymphozyten

Zytolytische T-Lymphozyten entsprechen im Allgemeinen dem Formelbild CD3$^+$, CD4$^-$, CD8$^+$; sie sind Klasse-I-restringiert. Ihre biologische Bedeutung liegt darin, dass sie während des antigenspezifischen Kontakts ihre Zielzellen zerstören (Abb. 8.5).

Aus zytolytischen T-Lymphozyten und NK-Zellen wurden Granula isoliert, die in der Lage sind, Zielzellen zu lysieren. Die dafür verantwortlichen Moleküle werden als **Zytolysine** oder **Perforine** bezeichnet, da sie in der Membran der Zielzelle die Bildung von Poren hervorrufen. Die Porenbildung durch Perforine ist äußerst effektiv und unabhängig von der ursprünglichen Erkennungsspezifität der zytolytischen T-Lymphozyten. Die entstandenen Läsionen ähneln den durch Poly-C9 bewirkten (▶ Kap. 5). Dieser Vorgang heißt **Zellnekrose**.

Schließlich enthalten die Granula der zytolytischen T-Lymphozyten auch verschiedene Proteasen, die gemeinsam als **Granzyme** bezeichnet werden. Obwohl Granzyme nicht direkt zytolytisch wirken, sind sie an der Abtötung von Zielzellen beteiligt. Nachdem die Zellmembran durch Perforine porös gemacht wurde, können Granzyme in das Innere der Zielzelle gelangen und dort **Apoptose** hervorrufen. Der Begriff Apoptose beschreibt einen Vorgang des induzierten Zelltods, bei dem die DNA zunächst in Fragmente aus 200 Basenpaaren oder einem Vielfachen davon zerlegt wird. Anschließend kommt es zur Desintegration der Kernmembran.

Apoptose wird nicht nur durch Granzyme hervorgerufen, sondern kann auch über einen weiteren Weg induziert werden. Viele Zellen tragen auf ihrer

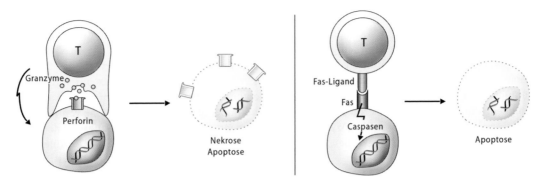

Abb. 8.5 Wichtigste Mechanismen der Zielzell-Lyse. *Links:* Perforinvermittelte Zielzell-Lyse, die durch granzymvermittelte Apoptose unterstützt werden kann. Es kommt zu nekrotischem und apoptotischem Zelltod. *Rechts:* Fas-vermittelter Zelltod durch Apoptose

Oberfläche einen Rezeptor, der als **Fas** oder **APO-1** (CD95) bezeichnet wird. Zytolytische T-Zellen tragen den entsprechenden Liganden auf ihrer Oberfläche, der als Fas-Ligand bezeichnet wird. Die Interaktion zwischen Fas-Ligand auf der zytolytischen T-Zelle und Fas auf der Zielzelle induziert in letzterer Endonukleasen, die für die DNA-Desintegration verantwortlich sind. An der Aktivierung dieser Endonukleasen sind endogene Proteasen der Caspase-Familie beteiligt. Der Fas-vermittelten Apoptose wird in erster Linie eine regulatorische Rolle zugesprochen.

8.12   Wichtigste Wege der T-Zell-abhängigen Immunität

Im Folgenden betrachten wir 6 Hauptfunktionen des T-Zellsystems:
- Stimulation der zytolytischen T-Zell-Antwort
- Makrophagenaktivierung
- Neutrophilenaktivierung
- Helferfunktion bei der humoralen Immunantwort
- Aktivierung von Eosinophilen, Basophilen und Mastzellen
- Beendigung einer Immunantwort

Die für diese Funktion zuständigen T-Lymphozyten werden auch als Effektor-T-Zellen bezeichnet. Effektor-T-Zellen bilden sich nach antigenspezifischer Stimulation aus naiven T-Zellen. Zusätzlich

entwickeln sich Gedächtnis-T-Lymphozyten, die für das immunologische Gedächtnis zuständig sind (▶ Abschn. 8.12.8). Bei der Abwehr von Krankheitserregern, bei der Transplantatabstoßung und der Tumorüberwachung mag zwar der eine oder andere Weg überwiegen, meist werden jedoch mehrere Wege beschritten, wenn eine vollständige Immunantwort entwickelt werden soll.

8.12.1   Stimulation einer zytolytischen T-Zell-Antwort

Die Aktivierung zytolytischer T-Zellen (▪ Abb. 8.6) ist für die Infektabwehr gegen Viren, für die Transplantatabstoßung und für die Tumorüberwachung besonders wichtig. Auch bei der Abwehr bestimmter intrazellulärer Bakterien (z. B. Listerien) und Protozoen (z. B. Malariaplasmodien) spielt sie eine Rolle. Das Zusammenspiel zwischen Antigen als 1. Stimulus und Zytokinen sowie kostimulatorischen Molekülen als 2. Stimulus wird hier besonders deutlich. Obwohl Zytokine mit Polypeptidhormonen vergleichbar sind, wirken sie im Gegensatz zu diesen selten allein, sondern meist als **Kostimulatoren** zusammen mit dem Antigen. Dies bedeutet, dass beim Immunsystem neben der Antigenspezifität auch eine Funktionsspezifität der Botenstoffe existiert. Beide spielen bei der Signalübermittlung eine Rolle.

Im Rahmen der Stimulation einer zytolytischen T-Zell-Antwort wird zunächst Antigen von den antigenpräsentierenden Zellen (Makrophagen,

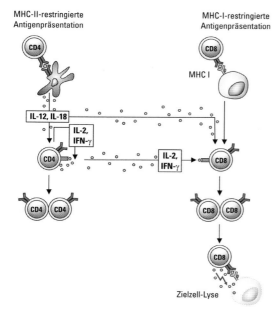

Abb. 8.6 Stimulation einer zytolytischen T-Zell-Antwort

Langerhans-Zellen, dendritische Zellen, B-Lymphozyten; ▶ Kap. 9) in Assoziation mit MHC-Klasse-II-Molekülen präsentiert. Die Vorläufer der antigenspezifischen CD4-Helfer-T-Zellen interagieren mit dem Komplex »Fremdantigen plus Klasse-II-Molekül«. Gleichzeitig produzieren die stimulierten antigenpräsentierenden Zellen Zytokine, welche die Aktivierung von CD4-T-Zellen fördern. Für die Aktivierung von TH1-Zellen sind IL-12 und IL-18 von besonderer Bedeutung. Zeitlich betrachtet empfangen die Helfer-T-Zellen eine Sequenz von 2 Signalen:

1. Die Antigenerkennung wirkt als 1. Signal.
2. Bestimmte Zytokine wirken gemeinsam mit kostimulatorischen Molekülen als 2. Signal.

Die so aktivierten TH1-Zellen produzieren anschließend verschiedene Zytokine, u. a. IL-2. Auf diese Weise kontrollieren TH1-Zellen die Aktivierung einer zytolytischen T-Zellantwort: IL-2 wirkt zum einen auf die Helfer-T-Zellen selbst und stimuliert deren Vermehrung. Zum anderen wirkt es auf naive zytolytische CD8-T-Zellen als 2. Signal; als 1. Signal dient diesen Zellen die Erkennung des Fremdantigens in Assoziation mit dem körpereigenen MHC-Klasse-I-Molekül.

Diese Stimulation in 2 Schritten führt bei den naiven CD8-T-Zellen zur Expression zusätzlicher IL-2-Rezeptoren mit besonders hoher Affinität für diesen Botenstoff: Die T-Zelle reagiert also in zunehmendem Maße auf IL-2. Sind die CD8-T-Zellen maximal auf IL-2 ansprechbar, so vermehren sie sich und reifen zu zytolytischen Effektorzellen aus. IL-2 wirkt auf antigenstimulierte CD8-T-Zellen somit als **Wachstums- und Differenzierungsfaktor**. Die ausgereiften CD8-T-Zellen können nunmehr Zielzellen zerstören, die Fremdantigen in Assoziation mit Klasse-I-Molekülen exprimieren (▶ Abschn. 8.11).

Bei der Aktivierung der zytolytischen T-Lymphozyten muss das Fremdantigen demnach in 2 Formen präsentiert werden: Zum einen muss es mit Klasse-II-Molekülen und zum anderen auch mit MHC-Klasse-I-Molekülen assoziiert werden. Dies ist notwendig, damit sowohl die CD4-T-Zellen als auch die CD8-T-Zellen das Antigen erkennen. Diese Situation ist bei Virusinfektionen gegeben: Virales Antigen kann sich sowohl mit Klasse-I- als auch mit Klasse-II-Molekülen assoziieren (▶ Abschn. 8.6). Das Gleiche gilt für die Lyse von Tumorzellen: Zytolytische T-Zellen werden nur wirksam, wenn die tumorspezifischen Antigene in doppelter Form präsentiert werden.

An der Immunantwort gegen Fremdantigene ist häufig der Vorgang des **Crosspriming** beteiligt: Makrophagen, die Fremdantigene phagozytiert haben, sterben ab und bilden dabei Vesikel, die Fremdantigene enthalten. Diese werden dann T-Zellen präsentiert, die so mit hoher Effizienz stimuliert werden.

In jüngster Zeit wurde neben den klassischen oder myeloiden **dendritischen Zellen** eine 2. Gruppe beschrieben, die als plasmazytoide dendritische Zellen bezeichnet wird:

- Die **myeloiden** dendritischen Zellen sind primär für die **antibakterielle Abwehr** zuständig und stimulieren typischerweise TH1-Zellen.
- Die **plasmazytoiden** dendritischen Zellen sind potente Produzenten des Typ-I-Interferons IFN-α und für die **antivirale Abwehr** von Bedeutung. IFN-α hat nicht nur antivirale Aktivität, sondern kann auch die T-Zellantwort modulieren.

8.12.2 Makrophagenaktivierung

Die Aktivierung der mononukleären Phagozyten
steht ebenfalls unter der Kontrolle von Helfer-T-
Zellen (◘ Abb. 8.7). T-Lymphozyten vom TH1-Typ
werden – wie oben besprochen – durch das Doppel-
signal Antigenerkennung plus IL-12/kostimula-
torische Moleküle angeregt, Zytokine zu sezernieren. Diese wirken auf mononukleäre Phagozyten.
Durch bestimmte Zytokine aktivierte Makrophagen
zeigen eine Steigerung der Tumorizidie und der
Mikrobizidie (► Kap. 9). Das für die Makrophagenaktivierung wichtigste Zytokin ist das von TH1-
Zellen produzierte IFN-γ.

Die Makrophagenaktivierung erfolgt antigenunspezifisch. Dennoch bedarf es zusätzlich zum
IFN-γ-Stimulus eines 2. Signals. Dieses können
bakterielle Bestandteile liefern, z. B. das **Lipopolysaccharid** gramnegativer Bakterien. Diese bakteriellen Produkte wirken nicht direkt. Vielmehr induzieren sie in Makrophagen die Sekretion von TNF-α,
das synergistisch mit IFN-γ wirkt. Dagegen hemmen IL-10 und TGF-β die Makrophagenaktivierung.
Da zytolytische CD8-T-Zellen – zumindest nach
Kostimulation durch »Antigen plus Klasse-I-Molekül« und IL-2 – ebenfalls IFN-γ produzieren, sind
auch sie bis zu einem gewissen Grad zur Makrophagenaktivierung befähigt.

Die Makrophagenaktivierung ist für die Abwehr derjenigen Krankheitserreger von kritischer
Bedeutung, welche die Phagozytose überleben
und sich sogar intrazellulär vermehren. Dies sind
die **intrazellulär persistenten Mikroorganismen**
(► Kap. 11). Zu ihnen zählen Mykobakterien, Salmonellen, Listerien und Leishmanien. Histologisch
finden sich bei den Absiedlungen dieser Erreger
Granulome, die zu einem wesentlichen Teil aus
aktivierten Makrophagen bestehen.

Bei der Ausbildung der allergischen Reaktionen
vom verzögerten Typ, etwa beim Tuberkulintest
oder bei der Kontaktallergie, kommt es zur zytokin-
vermittelten Makrophagenaktivierung (► Kap. 10).
Schließlich tragen aktivierte Makrophagen auch zur
Tumorabwehr bei.

Bei der Infektabwehr spielen auch andere Zytokine als IFN-γ eine Rolle. So weiß man, dass die von
Makrophagen gebildeten Chemokine sowie TNF-α
die Anlockung und Ansammlung von Blutmono-

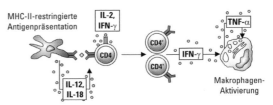

◘ Abb. 8.7 Makrophagenaktivierung

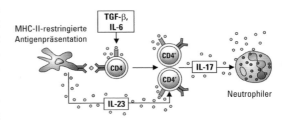

◘ Abb. 8.8 Neutrophilenaktivierung

zyten an den Ort der mikrobiellen Absiedlung bewirken.

Bei dem hier beschriebenen Aktivierungsweg
stellen sich die mononukleären Phagozyten in
einer Doppelrolle dar: Sie sind zu gleicher Zeit
Signalemittenten und -empfänger. Einerseits stimulieren sie durch Zytokine die Helfer-T-Zellen
zur Abgabe anderer Zytokine, andererseits reagieren sie auf die Zytokine mit ihrer eigenen Aktivierung. Weiterhin feinregulieren sie über die Sekretion synergistisch (TNF-α) und antagonistisch
(IL-10, TGF-β) wirkender Zytokine ihre eigene
Aktivierung.

8.12.3 Neutrophilenaktivierung

Seit kurzem ist bekannt, dass die Aktivierung neu-
trophiler Granulozyten und anderer Entzündungs-
zellen von einer eigenständigen CD4-T-Zelle mit
Helferfunktion koordiniert wird. Da diese T-Zellen
neben IL-21 und IL-22 als charakteristisches
Zytokin IL-17 produzieren, werden sie als TH17-
Zellen bezeichnet. Die **TH17-Zellen** werden durch
Antigen plus IL-6 und TGF-β stimuliert und durch
IL-23 weiter am Leben gehalten. Sie sezernieren
Zytokine, die von Neutrophilen dominierte Ent-
zündungsprozesse induzieren. Die TH17-Zellen
scheinen besonders für die Infektabwehr gegen ex-

trazelluläre Bakterien in peripheren Organen, z. B. in der Lunge, verantwortlich zu sein. Daneben gilt ihre Beteiligung an chronischen Entzündungen und Autoimmunkrankheiten als gesichert (□ Abb. 8.8).

8.12.4 Hilfe bei der humoralen Immunantwort

Gegen **lösliche Proteinantigene** werden im Allgemeinen keine zytolytischen T-Lymphozyten gebildet, da diese Antigene sich normalerweise nicht mit Klasse-I-Molekülen, wohl aber mit Klasse-II-Molekülen assoziieren (□ Abb. 8.9).

Die antigenpräsentierenden Zellen nehmen das Proteinantigen durch Endozytose auf und exponieren es auf ihrer Oberfläche zusammen mit Klasse-II-Molekülen. Außerdem werden Zytokine produziert, welche die Entwicklung von TH2-Zellen fördern. Hierzu gehört IL-4, dessen Produzent nicht genau definiert ist (Basophile?). Daneben sind IL-25 und IL-33, die von Epithelzellen gebildet werden, an der TH2-Zell-Aktivierung beteiligt. Die Kostimulation durch Antigen und diese Zytokine führt zur Aktivierung der CD4-Helfer-T-Zellen des TH2-Typs. Die auf diese Weise aktivierten CD4-T-Zellen produzieren IL-4, IL-5 und IL-13, die B-Zellen aktivieren. Damit ist die Aktivierung der humoralen Immunantwort Aufgabe der TH2-Zellen. Mithilfe von IL-13 wirken TH2-Zellen aber auch entzündungshemmend, indem sie Makrophagen inhibieren.

IL-4 besitzt die Fähigkeit, ruhende B-Zellen zu aktivieren. Zur vollständigen Aktivierung bedarf es aber wieder der Kostimulation durch Antigen. Daraufhin vermehrt sich die antigenspezifische B-Zelle (klonale Expansion; ▶ Kap. 4). IL-4 nimmt also bei der B-Zell-Reifung in antikörperproduzierende Plasmazellen eine zentrale Rolle ein.

Der **Wechsel** in die unterschiedlichen **Antikörperklassen** wird von verschiedenen Zytokinen kontrolliert: IL-4 induziert die Produktion von Antikörpern der Klasse IgE und IgG1. Die IgE-Synthese wird durch IL-13 gefördert. IL-5 und TGF-β sind am Wechsel zur IgA-Synthese beteiligt und IFN-γ stimuliert zumindest bei Mäusen den Wechsel zu IgG2a und IgG3. Obwohl die B-Zellaktivierung eine Domäne der TH2-Zellen darstellt, wird

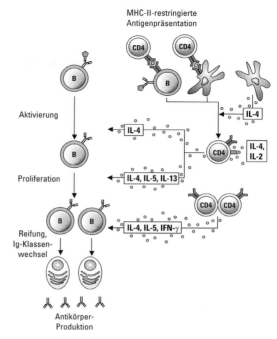

□ **Abb. 8.9** Hilfe bei der humoralen Immunantwort

der Klassenwechsel *entweder* von Zytokinen des TH1- *oder* des TH2-Typs kontrolliert:

- IgE, dessen Bildung von IL-4 stimuliert wird, ist der Vermittler der Sofortallergie und der Abwehr von Wurminfektionen. Weiterhin aktivieren IL-4 und IL-5 Mastzellen bzw. Eosinophile. Somit sind Sofortallergie und Helminthenabwehr Folgen von TH2-Zellaktivität.

- Auch Antikörperklassen, die lediglich neutralisierende, aber keine opsonisierende Wirkung besitzen, werden von Zytokinen des TH2-Typs stimuliert.

- Dagegen wird die Bildung opsonisierender Antikörperklassen zuerst von TH2-Zellen (B-Zellaktivierung durch IL-4) und anschließend von TH1-Zellen (Klassenwechsel durch IFN-γ) kontrolliert. Somit sind an der humoralen Abwehr zahlreicher Viren und Bakterien sukzessiv TH1- *und* TH2-Zellen beteiligt.

Bei der hier diskutierten Stimulation von B-Zellen muss das Fremdantigen sowohl von den B-Lymphozyten als auch von den Helfer-T-Zellen erkannt werden. B- und T-Lymphozyten erkennen verschiedene Abschnitte eines Antigens (Epitope oder Determinanten). Weiterhin erkennt die B-Zelle ihr Epitop in freier, isolierter Form, die Helfer-T-Zelle das ihrige dagegen nur in Assoziation mit den körpereigenen MHC-Klasse-II-Strukturen.

Da B-Zellen Klasse-II-Moleküle exprimieren, können sie auch als antigenpräsentierende Zellen fungieren. Die Reaktion des Fremdantigens mit dem Ig-Rezeptor auf der Oberfläche der B-Zelle induziert die Aufnahme und Präsentation des Antigens. Daher können B-Zellen den Helfer-T-Zellen das spezifische Antigen gezielt präsentieren und so die antigenspezifische Immunantwort verstärken.

Antikörper gegen **repetitive Kohlenhydrat-antigene** werden ohne die Mitwirkung von Helfer-T-Zellen gebildet. Man bezeichnet diese Antigene als **T-unabhängig** und stellt sie den Proteinen gegenüber, die **T-abhängig** sind.

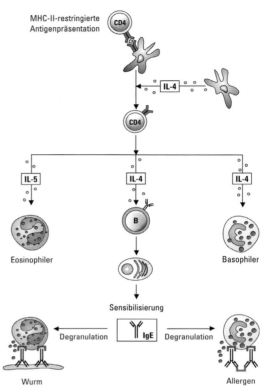

◻ **Abb. 8.10** Aktivierung von Eosinophilen, Basophilen und Mastzellen

8.12.5 Mastzell-, Basophilen- und Eosinophilenaktivierung

Die Aktivierung von Mastzellen, Basophilen und Eosinophilen steht unter der Kontrolle von TH2-Zellen (◻ Abb. 8.10). Sie stellt den entscheidenden Schritt bei der **Sofortallergie** und der **Helminthen-abwehr** dar. TH2-Zellen werden durch Wurmextrakte und Allergene stimuliert. Diese produzieren IL-4, das die IgE-Synthese induziert und Basophile anlockt, sowie IL-5, das Eosinophile aktiviert. Mastzellen, Basophile und Eosinophile tragen auf ihrer Oberfläche Rezeptoren für IgE (FcεR). Die Vernetzung des FcεR durch IgE leitet die Aktivierung von Mastzellen und Basophilen ein. Es kommt zur Sekretion von Prostaglandinen und zur Exozytose vorgebildeter Inhaltsstoffe, insbesondere vasoaktiver Amine, wie Histamin, und verschiedener Enzyme, wie Serinproteasen und Proteoglykane.

Die Eosinophilen werden durch IL-5 voraktiviert. Vernetzung der FcεR durch IgE führt dann zur Ausschüttung des Granulainhalts. Hierbei handelt es sich in erster Linie um basische Proteine, die auch für das saure Färbeverhalten gegenüber Eosin verantwortlich sind. IgE mit Spezifität für Helminthen lagern sich spezifisch an diese an. Über den FcεR

werden die IgE-beladenen Helminthen von eosinophilen Granulozyten erkannt und abgetötet. Dieses Prinzip der **antikörperabhängigen zellulären Zytotoxizität** (»antibody-dependent cellular cytotoxicity«, ADCC) stellt einen bedeutenden Schritt bei der Abwehr von Wurminfektionen dar, den Mastzellen und basophile Granulozyten verstärken können. Dagegen stehen Mastzellen und basophile Granulozyten im Mittelpunkt der sofortallergischen Reaktion (► Kap. 10).

8.12.6 Wechselspiel zwischen TH1-Zellen und TH2-Zellen

Aus dem oben Gesagten wird klar:
- TH2-Zellen sind in erster Linie für die Aktivierung der humoralen Immunantwort verantwortlich.

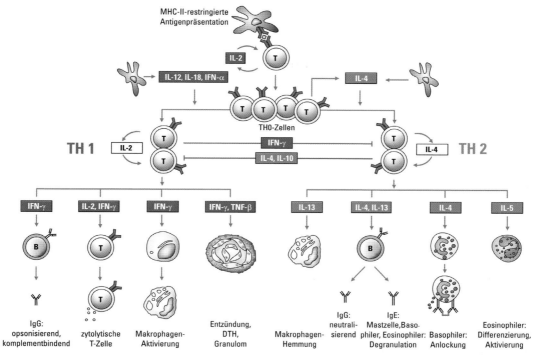

Abb. 8.11 Wechselspiel zwischen TH1- und TH2-Zellen bei der Immunantwort (DTH, »delayed type hypersensitivity«: verzögerte allergische Reaktion)

- TH1-Zellen obliegt hauptsächlich die Aktivierung der zellulären Immunität (zytolytische T-Zellen und Makrophagen).
- Die Bildung opsonisierender Antikörper wird wesentlich von TH2-Zellen gesteuert.
- Den Klassenwechsel reguliert jedoch IFN-γ, ein Zytokin vom TH1-Typ.

Neueren Untersuchungen zufolge verläuft die Stimulierung von TH1-Zellen und TH2-Zellen nicht unabhängig voneinander. Vielmehr kontrollieren sich beide Aktivierungswege über Zytokine wechselseitig (Abb. 8.11). Ausgangspunkt für beide T-Zell-Populationen ist eine naive T-Zelle, die bereits das CD4-Merkmal trägt, IL-2 produziert und als TH0-Zelle bezeichnet wird.

Dendritische Zellen, die von Bakterien stimuliert werden, produzieren IL-12, das die Entwicklung von TH1-Zellen fördert. Lösliche Proteine bewirken diese IL-12-Sekretion nicht. Kontakt mit Allergenen, Helminthen und löslichen Proteinen bewirkt dagegen eher die Produktion von IL-4, das bevorzugt die Entwicklung von TH2-Zellen stimuliert. Möglicherweise bilden dendritischen Zellen IL-4, wenn sie nicht mit Bakterien, sondern mit löslichen Proteinen oder mit Helminthen in Kontakt kommen. Somit können wir aufgrund des Zytokinmusters 2 Arten von dendritischen Zellen unterscheiden:

- dendritische Zellen vom Typ 1, die u. a. IL-12 produzieren
- dendritische Zellen vom Typ 2, die u. a. IL-4 produzieren

Kontakt mit Bakterien und ihren Bestandteilen induziert dendritische Zellen vom Typ 1, während der Kontakt mit löslichen Proteinen und Helminthen die Entwicklung dendritischer Zellen des Typs 2 ermöglicht (► Kap. 9). Unterstützt werden die dendritischen Zellen vom Typ 2 durch die von Epithelzellen gebildeten Zytokine IL-25 und IL-33.

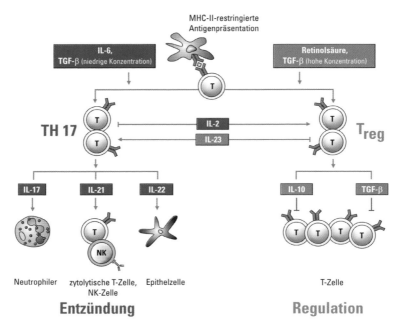

Abb. 8.12 Wechselspiel zwischen TH17 und T$_{reg}$-Zellen bei der Immunantwort

TH1-Zellen produzieren dann IL-2 und IFN-γ. IL-2 verstärkt die TH1-Zellentwicklung, während IFN-γ die TH2-Zellentwicklung hemmt. Schon vorher werden NK-Zellen und γ/δ-T-Zellen von bestimmten bakteriellen und viralen Krankheitserregern stimuliert, IFN-γ zu produzieren. Sie verstärken auf diese Weise weiter die Entwicklung des TH1-Zell-Schenkels. Umgekehrt produzieren TH2-Zellen u. a. IL-4, das die TH1-Zellentwicklung hemmt. IL-4 und IL-13 beeinflussen ebenfalls das Gleichgewicht zugunsten des TH2-Zell-Schenkels. Somit bestimmt das **Wechselspiel zwischen IFN-γ und IL-4** wesentlich den Verlauf einer Immunantwort in den humoralen (TH2-Zell-geprägten) oder den zellulären (TH1-Zell-geprägten) Schenkel.

Dieses Wechselspiel setzt sich in der Effektorphase fort. Das von infizierten Makrophagen produzierte TNF-α unterstützt die Makrophagenaktivierung durch IFN-γ, während das von B-Zellen produzierte IL-13 die Makrophagenaktivierung hemmt. Umgekehrt wirkt IFN-γ supprimierend auf die Bildung der Antikörperklassen (bei der Maus insbesondere IgE und IgG1), die von Zytokinen des TH2-Typs stimuliert werden.

8.12.7 Wechselspiel zwischen TH17-Zellen und T$_{reg}$-Zellen

Mit der Identifizierung von TH17- und T$_{reg}$-Zellen wurde der in ▶ Abschn. 8.12.6 beschriebene Dualismus des TH-Zell-Systems ergänzt. Wie sich bald herausstellte, besteht zwischen TH17-Zellen und T$_{reg}$-Zellen ein ähnlicher Dualismus, bei dem antigenpräsentierende Zellen ebenfalls die 1. Schaltstelle sind (**Abb. 8.12**):

— Durch Produktion von IL-6 und niedrigen Konzentrationen von TGF-β werden TH17-Zellen stimuliert.
— Werden dagegen große Mengen an TGF-β ausgeschüttet, entstehen im Zusammenhang mit Retinolsäure (Vitamin-A-Derivat) T$_{reg}$-Zellen.

Die T$_{reg}$-Zellen exprimieren einen Rezeptor für IL-2 (CD25), das ihre Vermehrung fördert. In Gegenwart von IL-23 wird dagegen die TH17-Antwort gefördert (**Abb. 8.12**).

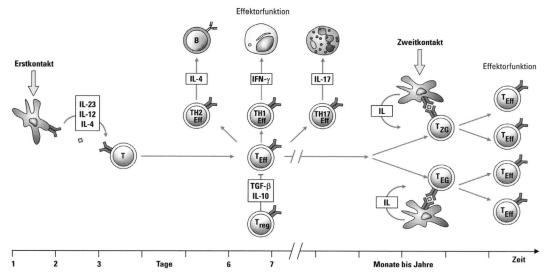

○ Abb. 8.13 Verlauf der T-Zell-Antwort vom Erstkontakt mit Antigen zum immunologischen Gedächtnis.
T_{Eff} = Effektor-T-Zelle; T_{EG} = Effektor-Gedächtnis-T-Zelle; T_{ZG} = zentrale Gedächtnis-T-Zelle

8.12.8 Gedächtnis-T-Zellen

Auch wenn noch immer nicht völlig geklärt ist, wie T-Zellen das immunologische Gedächtnis aufrechterhalten, steht seine Existenz und Bedeutung außer Frage (○ Abb. 8.13). Unklar ist derzeit, ob die Aufrechterhaltung eines immunologischen Gedächtnisses einen kontinuierlichen Antigenstimulus erfordert oder ob das Gedächtnis über einen langen Zeitraum auch antigenunabhängig bestehen bleibt. Es häufen sich konkrete Hinweise darauf, dass das T-Zell-Gedächtnis über einen bestimmten Zeitraum antigenunabhängig besteht.

Das immunologische Gedächtnis stellt die **Grundlage für die Impfung** dar. Wir unterscheiden 2 Arten von Gedächtnis-T-Zellen:

- Die **zentralen Gedächtnis-T-Zellen** halten sich bevorzugt in den drainierenden Lymphknoten auf und vermehren sich nach Wiedererkennen des spezifischen Antigens rasch, sodass die gebildeten T-Lymphozyten umgehend Effektorfunktion übernehmen können.
- Die **Effektor-Gedächtnis-T-Zellen** verweilen dagegen im peripheren Gewebe, z. B. in den Schleimhäuten, wo sie direkt Effektorfunktionen ausüben oder Entzündungsprozesse aufrechterhalten.

Das unterschiedliche Wanderungsverhalten der beiden Gedächtniszelltypen wird durch Chemokine gesteuert (► Kap. 9). Entsprechend unterscheiden wir beide Gedächtnis-T-Zellen aufgrund ihrer unterschiedlichen Expressionsmuster von Chemokinrezeptoren.

Obwohl die Immunantwort für die körpereigene Abwehr von zentraler Bedeutung ist, sind Kollateralschäden häufig nicht zu vermeiden. Um den Schaden so gering wie möglich zu halten, muss die Immunantwort nach der erfolgreichen Beseitigung eines Krankheitserregers abgeschwächt werden. In einigen Fällen gelingt dies nur ungenügend – chronische Entzündungsreaktionen können die Folge sein.

- Bei **akuten Infektionen** ist die Situationen eindeutig: Effektor-T-Zellen werden nur so lange benötigt, bis der Erreger eliminiert ist.
- Bei **chronischen Infektionen**, bei denen dem Immunsystem lediglich die Eindämmung der Erreger gelingt, ist die Situation hingegen schwieriger: Einerseits werden Effektor-T-Zellen zur Eindämmung der Erreger kontinuierlich benötigt, andererseits können sie Schaden hervorrufen. Um dies zu vermeiden, muss das Wechselspiel zwischen T_{reg}-Zellen, Gedächtnis-T-Zellen und CD4- und CD8-T-Zellen mit Effektorfunktion fein abgestimmt werden.

8

T-Zellen

T-Zell-abhängige Phänomene Transplantat-abstoßung, Abtötung virusinfizierter Zellen, Tumorüberwachung, Abwehr intrazellulärer Keime, verzögerte Allergie, Hilfe bei humoraler und zellulärer Immunantwort, Regulation der humoralen und zellulären Immunantwort. **T-Zellen** sind durch das **CD3-Molekül** charakterisiert.

Antigenerkennung durch T-Zellen Antigen-präsentierende Zellen prozessieren Protein-antigene und exprimieren auf ihrer Oberfläche körpereigene MHC-Moleküle mit Peptiden. T-Zellen erkennen über ihren T-Zell-Rezeptor das fremde Peptid plus körpereigenes MHC-Molekül: CD4-T-Zellen erkennen Antigen plus MHC-Klasse-II-Molekül, CD8-T-Zellen Antigen plus MHC-Klasse-I-Molekül. Die Antigener-kennung durch den T-Zell-Rezeptor vermittelt das 1. Signal bei der T-Zellaktivierung.

Kostimulatorische Moleküle vermitteln zusammen mit Zytokinen das 2. Signal bei der T-Zell-Aktivierung.

α/β- und γ/δ-T-Zellen α/β-T-Zellen machen über 90 % aller peripheren T-Zellen des Menschen aus; sie exprimieren einen T-Zell-Rezeptor aus einer α- und β-Kette und entweder das CD4- oder das CD8-Molekül; α/β-T-Zellen sind gut erforscht. γ/δ-T-Zellen sind weniger als 10 % aller peripheren T-Zellen des Menschen; sie exprimieren einen T-Zell-Rezeptor aus einer γ- und δ-Kette und keine CD4- und CD8-Moleküle; γ/δ-T-Zellen sind nur unvollständig erforscht.

Helfer-T-Zellen Meist CD4+, sie sezernieren Zytokine, die in ihren Zielzellen bestimmte Funktionen aktivieren. Wichtige Zytokine sind: IL-2 (Wachstums- und Differenzierungsfaktor für T-Zellen), IL-4 (Wachstums- und Differenzierungsfaktor für B-Zellen), IL-5 (Differenzierungsfaktor für B-Zellen), IFN-γ (Makrophagen-aktivator), IL-17 (Neutrophilenaktivator).

TH1-, TH2- und TH17-Zellen CD4-T-Zellen lassen sich aufgrund ihres Zytokin-Sekretions-musters in TH1-Zellen (IL-2 und IFN-γ), TH2-

▼

Zellen (IL-4, IL-5 und IL-13) und TH17-Zellen (IL-17, IL-22) aufteilen.

Regulatorische T-Zellen CD4+, Foxp3+, meist CD25+, unterdrücken eine Immunantwort mithilfe der Zytokine IL-10 und TGF-β.

Zytolytische T-Zellen Meist CD8+, lysieren ihre Zielzellen über direkten Zellkontakt.

Immunologisches Gedächtnis Zentrale Gedächtnis-T-Zellen halten sich in erster Linie in den drainierenden Lymphknoten auf und reifen nach Zweitkontakt mit Antigen rasch zu T-Zellen mit Effektorfunktion. Effektor-Gedächtnis-T-Zellen finden sich hauptsächlich im peripheren Gewebe, wo sie selbst Effektorfunktionen übernehmen können. Gedächtnis-T-Zellen sind für die raschere und stärkere Immunantwort nach Zweitkontakt mit Fremdantigen verantwortlich.

Stimulierung zytolytischer T-Zellen CD4-T-Zellen vom TH1-Typ werden durch Antigen plus MHC-Klasse-II-Molekül und IL-12 stimuliert, IL-2 zu bilden; in CD8-T-Zellen aktiviert IL-2 zusammen mit Antigen plus MHC-Klasse-I-Molekül die zytolytische Aktivität. Zytolytische T-Zellen sind an der Abwehr viraler Infekte, an der Tumorüberwachung und der Transplantatabstoßung beteiligt.

Makrophagenaktivierung CD4-T-Zellen vom TH1-Typ werden durch Antigen plus MHC-Klasse-II-Molekül und IL-12 aktiviert, IFN-γ zu bilden; zusammen mit einem weiteren Stimulus bewirkt IFN-γ die Makrophagenaktivierung. Aktivierte Makrophagen besitzen die Fähigkeit zur Abtötung von intrazellulären Mikroorganismen und von Tumorzellen.

Hilfe bei der humoralen Immunantwort CD4-T-Zellen vom TH2-Typ werden durch Antigen plus MHC-Klasse-II-Molekül und IL-4 stimuliert, IL-4, IL-5 und IL-13 zu bilden; diese bewirken die Differenzierung von B-Zellen in antikörper-produzierende Plasmazellen. Der Wechsel der Antikörperklasse wird durch unterschiedliche Zytokine vom TH2- oder TH1-Typ kontrolliert: IL-4 stimuliert IgG1 und IgE; IL-5 stimuliert IgA,

▼

IFN-γ stimuliert IgG2a und IgG3. Zur Rolle der Antikörper ► Kap. 4.

Aktivierung von Eosinophilen, Basophilen und Mastzellen CD4-T-Zellen vom TH2-Typ werden durch Antigen plus MHC-Klasse-II-Molekül und IL-4 aktiviert, IL-4, IL-5 und IL-13 zu bilden. IL-4 und IL-13 stimulieren die IgE-Produktion, IL-5 aktiviert Eosinophile. Mastzellen, Basophile und Eosinophile tragen auf ihrer Oberfläche Fcε-Rezeptoren. Deren Vernetzung durch IgE führt zur Ausschüttung von Effektormolekülen. Eosinophile tragen in erster Linie zur Helminthenabwehr bei. Mastzellen und Basophile sind hauptsächlich für sofortallergische Reaktionen verantwortlich.

Aktivierung von Neutrophilen CD4-T-Zellen vom TH17-Typ werden durch Antigen plus MHC-Klasse-II-Molekül und IL-6 plus geringe Konzentration von TGF-β aktiviert, IL-17 zu bilden, das Neutrophile stimuliert.

Regulation der Immunantwort CD4-T-Zellen vom T_{reg}-Typ werden durch Antigen plus MHC-Klasse-II-Molekül und TGF-β in hoher Konzentration plus Retinolsäure stimuliert, TGF-β und IL-10 zu bilden. Diese Zytokine unterdrücken die Immunantwort.

Phagozyten und antigen-präsentierende Zellen

S. H. E. Kaufmann

Stefan H. E. Kaufmann, *Basiswissen Immunologie*,
DOI 10.1007/978-3-642-40325-5_9, © Springer-Verlag Berlin Heidelberg 2014

Einleitung

Die mononukleären Phagozyten nehmen bei der antimikrobiellen Abwehr Aufgaben von großer Bedeutung wahr. Diese Zellen sind äußerst anpassungsfähig und entsprechend formenreich. Ihre wichtigsten Einzelfunktionen sind:

- Phagozytose
- intrazelluläre Keimabtötung
- Sekretion biologisch aktiver Moleküle
- Antigenpräsentation

Die mononukleären Phagozyten stehen mit diesen Fähigkeiten nicht allein da. Auch andere Zellen können die eine oder andere Funktion übernehmen. In diesem Kapitel werden zuerst die Vorgänge der Phagozytose und der intrazellulären Keimabtötung behandelt. Die Beschreibung gilt sowohl für mononukleäre Phagozyten als auch für neutrophile Granulozyten. Anschließend werden jene Funktionen behandelt, die dem mononukleär-phagozytären System vorbehalten bleiben.

Obwohl mononukleäre Phagozyten zur Antigenpräsentation befähigt sind, sind dendritische Zellen bei der Antigenpräsentation effizienter. Dendritische Zellen entwickeln sich aus myeloiden Vorläuferzellen.

9.1   Phagozytose

Zellen nehmen aus ihrer Umgebung Makromoleküle und Partikel auf, und zwar über einen Mechanismus, der als **Endozytose** bezeichnet wird. Die Plasmamembran stülpt sich unter dem aufzunehmenden Material ein und bildet anschließend ein Vesikel darum. Handelt es sich um die Aufnahme von Flüssigkeitströpfchen an einer beliebigen Stelle der Membran, so sprechen wir von **Pinozytose**. Dieser Prozess dient in erster Linie der Nahrungsaufnahme. Die Aufnahme größerer Partikel wird **Phagozytose** genannt. Sie ist spezialisierten Zellen vorbehalten – den **Phagozyten**.

Bei der **rezeptorvermittelten Endozytose** wird ein Molekül von einem spezifischen Oberflächenrezeptor erkannt und gebunden. Anschließend wird der Komplex aus Rezeptor und Ligand internalisiert. Dies geschieht in einem Membranbereich, der

als »**coated pit**« bezeichnet wird. Die Phagozytose stellt eine Sonderform der rezeptorvermittelten Endozytose dar.

Zur Phagozytose sind v. a. die neutrophilen, polymorphkernigen Granulozyten (»Neutrophilen«) und die mononukleären Phagozyten befähigt. Diese Zellen werden daher rein funktionell auch als **professionelle Phagozyten** bezeichnet. Gemeinsam mit der intrazellulären Keimabtötung, die darauf folgt, stellt die Phagozytose pathogener Mikroorganismen einen wichtigen Abwehrmechanismus dar.

Die Aufnahme der Mikroorganismen wird durch deren Adhäsion an den Phagozyten eingeleitet. Hieran sind Rezeptoren beteiligt. Professionelle Phagozyten tragen auf ihrer Oberfläche zahlreiche **Rezeptoren** mit einem breiten Erkennungsspektrum. Die für diese Rezeptoren erkennbaren Moleküle sitzen auf der Oberfläche von Mikroorganismen, z. B. in Form einfacher Zucker. Damit ist die Erkennung von Krankheitserregern durch professionelle Phagozyten im Sinne einer **Rezeptor-Liganden-Reaktion** als spezifisch anzusehen, obwohl dies mit der Antigenspezifität der erworbenen Immunität nicht vergleichbar ist. Man hat die frühe Erkennung von Eindringlingen durch das angeborene Immunsystem als Musterspezifität bezeichnet. Sind die Liganden von einer mikrobiellen Kapsel maskiert, verhindert dies die Phagozytose.

Professionelle Phagozyten besitzen u. a. auch Rezeptoren für den Fc-Bereich von Antikörpern der Klasse IgG und für gewisse Fragmente der Komplementkomponenten. Dementsprechend werden Mikroorganismen, die mit spezifisch gebundenen Antikörpern und Komplement beladen sind, effizienter phagozytiert. Dieser Vorgang wird als **Opsonisierung** bezeichnet.

Die Interaktion zwischen Membranrezeptoren und ihren Liganden löst bei der phagozytierenden Zelle eine lokale Reaktion aus, die durch das Reißverschlussmodell am besten beschrieben wird (◘ Abb. 9.1). Um das membrangebundene Partikel, z. B. ein Bakterium, schieben sich Pseudopodien nach oben, während sich gleichzeitig die Plasmamembran im Zentrum nach innen stülpt. Durch diesen Prozess vergrößert sich die Kontaktfläche zwischen Membranrezeptoren und Liganden auf dem Bakterium laufend, sodass der Impuls für den Phagozytosevorgang ständig wächst. Schließlich ist

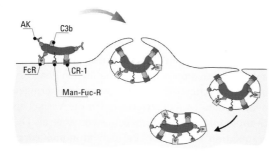

Abb. 9.1 Reißverschlussmodell der Phagozytose und Bildung des Phagosoms. Liganden auf dem aufzunehmenden Partikel werden über spezifische Rezeptoren vom Phagozyten erkannt. Diese Rezeptor-Liganden-Interaktion leitet die Phagozytose ein. Entweder werden mikrobielle Bestandteile (häufig Zuckerbausteine) über entsprechende Rezeptoren (z. B. Mannose-Fukose-Rezeptor [Man-Fuc-R]) direkt erkannt oder es kommt nach Beladung mit IgG oder Komplementkomponenten zur Erkennung über die homologen Rezeptoren für Fc- bzw. Komplement (CR)

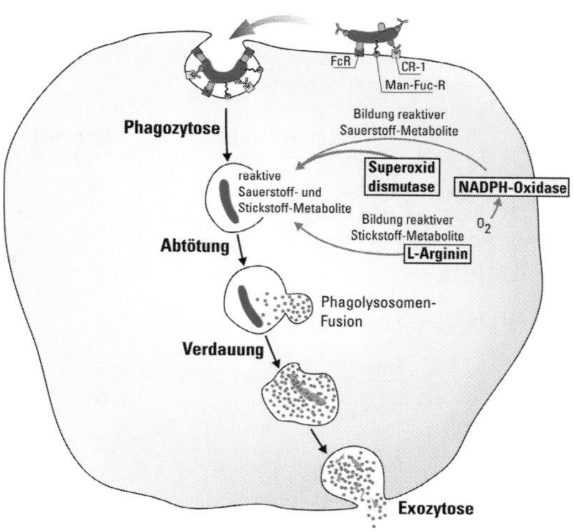

Abb. 9.2 Wichtigste Effektormechanismen aktivierter Makrophagen

der Keim völlig vom Zytoplasma umschlossen, die Enden der umschließenden Pseudopodien verschmelzen miteinander. Damit befinden sich die phagozytierten Partikel in einem membranumschlossenen **Phagosom**.

9.2 Intrazelluläre Keimabtötung und Verdauung

Der Kontakt zwischen Mikroorganismen und professionellen Phagozyten löst zelluläre Prozesse aus, die in der Abtötung und Verdauung der phagozytierten Erreger gipfeln (■ Abb. 9.2).

9.2.1 Reaktive Sauerstoffmetaboliten

Die schnelle Zunahme der Stoffwechselaktivität wird als »**respiratory burst**« bezeichnet. Ihr wesentliches Endergebnis ist die Bildung **reaktiver Sauerstoffmetaboliten**. Der Erregerkontakt aktiviert eine NADPH-Oxidase in der Zellmembran, die nach Reaktion 1 Sauerstoff (O_2) unter Verwendung von NADPH als Elektronendonor in Superoxidanionen (O_2^-; neuerdings auch als Hyperoxidanion bezeichnet) umsetzt (■ Tab. 9.1). NADPH wird durch Abbau von Glukose über den Hexosemono-

phosphat-Weg bereitgestellt. Superoxid besitzt lediglich eine schwach antimikrobielle Wirkung und dient in erster Linie als Ausgangsmaterial für die Bildung folgender Moleküle:

- Wasserstoffperoxid (H_2O_2)
- Singulett-Sauerstoff ($^1O_2$)
- Hydroxyl-Radikale (•OH)

H_2O_2 wird gemäß Reaktion 2 durch die Superoxid-Dismutase (SOD) gebildet. Es wirkt antimikrobiell. Dieser Effekt wird durch das **Myeloperoxidase-System** (MPO) im Sinne der Reaktion 3 deutlich verstärkt. Reaktion 3 erlaubt die für viele Mikroorganismen toxische Halogenierung von Proteinen. MPO befindet sich in den **primären** (oder **azurophilen**) **Granula** der neutrophilen Granulozyten. Das Enzym gelangt durch Degranulation ins Phagosom (■ Abb. 9.2; s. u.), wo es mit H_2O_2 reagiert. Auch bei Monozyten, jedoch nicht bei Makrophagen, wurde MPO nachgewiesen. Durch eine Fe^{3+}-abhängige Reduktion entsteht aus H_2O_2 nach der (modifizierten Haber-Weiss-)Reaktion 4 freies Hydroxyl-Radikal (•OH). Durch geeignete Energieabsorption kann aus Superoxid über verschiedene Reaktionen $^1O_2$ entstehen. $^1O_2$ und •OH peroxidieren Fettsäuren und reagieren mit Nukleinsäuren; dadurch sind sie für Mikroorganismen äußerst toxisch.

□ **Tab. 9.1** Wichtige Reaktionen bei der Bildung reaktiver Sauerstoffmetaboliten

(1) $NADPH + O_2 \xrightarrow{\text{NADPH-Oxidase}} NADP + O_2^- + H^+$

(2) $2 O_2^- + 2 H^+ \xrightarrow{\text{SOD}} O_2 + H_2O_2$

(3) $H_2O_2 + Cl^- \xrightarrow{\text{MPO}} OCl^- + H_2O$

(4) $H_2O_2 + O_2^- \longrightarrow {}^{\bullet}OH + OH^- + O_2$

(5) $2 H_2O_2 \xrightarrow{\text{Katalase}} 2 H_2O + O_2$

Die genannten reaktiven Sauerstoffmetaboliten wirken natürlich nicht nur auf mikrobielle Eindringlinge, sondern können auch Wirtszellen in der Umgebung schädigen. Deshalb muss ihr gezielter Abbau gewährleistet werden. SOD fängt Superoxid ab und verhindert so die Bildung der hochtoxischen Metaboliten OH und ${}^1O_2$ (Reaktion 2). Das bei dieser Reaktion entstehende H_2O_2 wird durch **Katalase** (Reaktion 5) und/oder über das **Glutathionsystem** abgebaut. Da zahlreiche Mikroorganismen Katalase besitzen, können sie die Reaktion 5 zu ihrem eigenen Schutz einsetzen.

9.2.2 Reaktive Stickstoffmetaboliten

Neben den reaktiven Sauerstoffmetaboliten spielen auch reaktive Stickstoffmetaboliten eine wesentliche Rolle bei der Keimabtötung. Während die Bedeutung der reaktiven Stickstoffmetaboliten bei der Maus klar ist, besteht über ihre Rolle beim Menschen noch weitgehende Unklarheit. Die reaktiven Stickstoffmetaboliten werden exklusiv aus L-Arginin gebildet (□ Abb. 9.2). Unter Mitwirkung einer NO-Synthase entstehen L-Zitrullin und NO, das dann weiter zu NO_2^- und NO_3^- oxidiert wird. Die reaktiven Stickstoffmetaboliten inaktivieren die FeS-haltigen reaktiven Zentren zahlreicher Enzyme und unterstützen zudem die Wirkung reaktiver Sauerstoffmetaboliten.

9.2.3 Lysosomale Wirkstoffe

Im Inneren der professionellen Phagozyten existieren zahlreiche **Vesikel.** Sie haben die Fähigkeit, nach der Keimaufnahme mit den entstandenen Phagosomen zu verschmelzen. Bei den polymorphkernigen neutrophilen Granulozyten werden die Vesikel als **Granula** und die Verschmelzungsvorgänge als Degranulation bezeichnet. Bei den mononukleären Phagozyten sprechen wir von **Lysosomen** und von Phagolysosomenbildung. Im Wesentlichen handelt es sich aber um das Gleiche. Die Granula bzw. Lysosomen enthalten zahlreiche Enzyme und Metabolite. Beide wirken nach der Verschmelzung auf die phagozytierten Mikroorganismen ein und verursachen ggf. deren Tod und/oder Abbau (□ Abb. 9.2; □ Tab. 9.2).

Kurz nach der Phagozytose sinkt der pH-Wert des Phagosoms in den sauren Bereich. Er steigt danach noch einmal auf pH 7,8 an, um anschließend wieder auf etwa pH 5 abzufallen. Der kurzzeitige pH-Anstieg könnte die Wirksamkeit der basischen Proteine erhöhen. Das saure Milieu ist für viele Mikroorganismen bereits wachstumshemmend. Außerdem stellt dieses Milieu das pH-Optimum für den Großteil der **lysosomalen Hydrolasen** dar.

Hydrolasen spalten in Gegenwart von H_2O Polymere bis zu den monomeren Bausteinen. Die lysosomalen Hydrolasen greifen alle mikrobiellen Makromoleküle an, also Kohlenhydrate, Fette, Nukleinsäuren und Proteine. Sie bauen vor allem bereits abgetötete Mikroorganismen ab. Die Mehrzahl der lysosomalen Hydrolasen hat ein pH-Optimum um 5. Sie werden als saure Hydrolasen bezeichnet.

Peroxidasen haben das Vermögen, verschiedene Moleküle zu oxidieren. Dies geschieht in Gegenwart von H_2O_2. MPO wirkt durch die Halogenierung von Proteinen bakterizid (s. o.).

Lysozym spaltet die Bindung zwischen Azetylmuramylsäure und N-Azetylglukosamin in der Peptidoglykanschicht bakterieller Zellwände. Bevor Lysozym wirksam werden kann, müssen bei den meisten Bakterien schützende Zellwandschichten abgebaut werden. Lysozym dürfte eher am Abbau als an der Abtötung von Mikroorganismen beteiligt sein.

Eisen ist für das Wachstum zahlreicher Mikroorganismen essenziell. **Laktoferrin** hat bei saurem

Tab. 9.2 Lysosomale Wirkstoffe

Wirkstoff	Substrat
Saure Hydrolasen	
Phosphatasen	Oligonukleotide und andere Phosphorester
Nukleasen	DNA, RNA
β-Galaktosidase	Galaktoside
α-Glukosidase	Glykogen
α-Mannosidase	Mannoside
Hyaluronidase	Hyaluronsäuren, Chondroitinsulfat
Kathepsine	Proteine
Peptidasen	Peptide
Lipidesterasen	Fette
Phospholipasen	Phospholipide
Neutrale Proteasen	
Kollagenase	Kollagen
Elastase	Elastin
Kathepsin G	Knorpel
Plasminogenaktivator	Plasminogen
Lysozym	Bakterienzellwand
Peroxidasen	H_2O_2
Kationische Proteine und Peptide	

pH eine hohe eisenbindende Aktivität und wirkt daher antimikrobiell.

Kationische oder **basische Proteine** und Peptide sind reich an Arginin und Zystein. Sie besitzen bei neutralem bis schwach basischem pH eine stark antimikrobielle Wirkung. Deshalb muss man annehmen, dass ihre Wirkung im Phagosom sehr früh einsetzt und nur kurzfristig erhalten bleibt. Die kationischen Proteine stellen eine heterogene Gruppe mit unterschiedlichem Molekulargewicht dar. Zu ihnen gehören das Phagozytin und die als **Defensine** bezeichneten kationischen Peptide aus etwa 30 Aminosäuren. Die Defensin-Familie besteht aus 3 Untergruppen: α-, β- und θ-Defensine, die sich in ihrer Struktur unterscheiden. Zusätzlich zu ihrer

bakteriziden Wirkung wurde neuerdings gefunden, dass Defensine bakterielle Toxine neutralisieren, die Virusvermehrung hemmen und Immunzellen anlocken und aktivieren.

Neutrale Proteasen haben ihr Optimum bei pH 7. Zu diesen zählen Kathepsin G, Elastase und Kollagenase. Diese Enzyme sind für den Abbau von Elastin, Knorpel, Proteoglykanen, Fibrinogen, Kollagen etc. mitverantwortlich. Zu den neutralen Proteasen gehören auch die Plasminogenaktivatoren; sie aktivieren Plasminogen zu Plasmin. Diese Proteasen werden von der Zelle in das umgebende Milieu abgegeben. Dort wirken sie bei extrazellulären Abwehr- und Entzündungsreaktionen mit (▶ Kap. 10).

9.3 Mononukleär-phagozytäres System

Zum mononukleär-phagozytären System gehören folgende Zellen:
- mobile Blutmonozyten
- freie Exsudatmakrophagen
- residente (sessile) Gewebemakrophagen

Die sessilen Zellen sind an strategisch wichtigen Punkten verschiedener Körperregionen angeordnet. Sie unterscheiden sich entsprechend ihrer Lokalisation mehr oder weniger in Morphologie und Funktion. Wegen ihrer Heterogenität in Gestalt und Funktion hat man den Makrophagen eine Vielzahl von Namen gegeben (Tab. 9.3). Aschoff fasste 1924 alle Zellen, die sich nach der Injektion von Tusche oder kolloidalen Farbstoffen als partikelbeladen erwiesen, als **retikuloendotheliales System** (RES) zusammen. Wir wissen heute, dass das mononukleär-phagozytäre System einen großen Teil des RES ausmacht.

Makrophagen stammen von Blutmonozyten ab, die kontinuierlich ins Gewebe bzw. in Körperhöhlen einwandern. Die eingewanderten Blutmonozyten wandeln sich in residente Makrophagen um, die sich kaum mehr vermehren. Als langlebige Zellen können Makrophagen jedoch über einen längeren Zeitraum hinweg ihre Funktion ausüben. Ihre wichtigsten **Aufgaben** sind:
- Abbau von Makromolekülen und Zelltrümmern

◻ Tab. 9.3 Organabhängige Bezeichnungen ortsständiger (residenter) Gewebemakrophagen und antigenpräsentierender Zellen

Bezeichnung	Organ
Kupffer-Sternzellen	Leber
Alveolarmakrophagen	Lunge
Histiozyten	Bindegewebe
Osteoklasten	Knochenmatrix
Peritonealmakrophagen	Peritonealhöhle
Pleuramakrophagen	Pleurahöhle
Mikrogliazellen	ZNS
Langerhans-Zellen	Haut
Dendritische Zellen	Milz, Lymphknoten

- ▬ Abtötung von eingedrungenen Krankheitserregern und von Tumorzellen als wesentliche Effektorfunktion der körpereigenen Abwehr
- ▬ Mitwirkung bei der spezifischen Immunantwort, insbesondere Präsentation von Fremdantigen und Stimulation von Helfer-T-Zellen durch Zytokine (▸ Kap. 8).

9.4   Rezeptoren

Mononukleäre Phagozyten tragen eine Garnitur von Rezeptoren, die es ihnen erlaubt, mit sehr verschiedenartigen Makromolekülen zu interagieren.

Einige Rezeptoren stellen darüber hinaus auch wichtige Oberflächenmarker dar. Diese Moleküle können mit monoklonalen Antikörpern nachgewiesen werden. Ihr Nachweis ist jedoch nicht spezifisch für das mononukleär-phagozytäre System: Entweder kommen sie auch auf anderen Zellen vor oder sie werden nicht von allen Vertretern des mononukleär-phagozytären Systems exprimiert.

Eine wichtige Gruppe von Rezeptoren erkennt das **Fc-Fragment von Antikörpern der Klasse IgG**. Andere Rezeptoren reagieren mit Bruchstücken der **Komplementkomponente C3**. Dies ist der Grund dafür, dass Mikroorganismen, die mit Antikörpern und C3-Bruchstücken beladen sind, besser phagozytiert werden (Opsonisierung).

Mononukleäre Phagozyten der Maus exprimieren 2 verschiedene Fc-Rezeptoren. Der eine bindet das Fc-Stück von IgG2a. Er ist resistent gegenüber Trypsinbehandlung und heißt FcγRI. Der zweite Rezeptor bindet die Fc-Stücke von IgG1 und IgG2b. Dieser ist empfindlich gegenüber Trypsinbehandlung und heißt FcγRII.

Beim Menschen stellt sich die Situation etwas komplizierter dar. Blutmonozyten binden die verschiedenen **IgG-Subklassen** mit unterschiedlicher Stärke. Am stärksten bindet IgG1; an zweiter Stelle steht IgG3. Während der Fc-Rezeptor auf Blutmonozyten monomeres IgG1 gut bindet und die Bezeichnung FcγRI erhielt, bindet der Fc-Rezeptor der neutrophilen Granulozyten monomeres IgG schlecht (FcγRIII). Polymeres IgG (Immunkomplexe) wird dagegen sehr fest an Granulozyten und Makrophagen gebunden. Im CD-System erhielt der FcγRIII-Rezeptor die Bezeichnung CD16, FcγRI heißt CD64. FcγRII (CD32) ist ein weiterer Fc-Rezeptor, der auf neutrophilen Granulozyten und Monozyten vorkommt und IgG1 und IgG3 schwach bindet (◻ Tab 6.1).

Bei den **Rezeptoren für C3-Bruchstücke** unterscheidet man 3 Erkennungsspezifitäten (◻ Tab 6.1):
- ▬ Der CR1-Rezeptor, der auf Monozyten, Makrophagen, neutrophilen Granulozyten und einem Teil der dendritischen Zellen vorkommt, bindet C3b. Er trägt die CD-Bezeichnung CD35.
- ▬ Der CR2-Rezeptor bindet ein Abbauprodukt von C3b (C3d). Er wird von B-Zellen und von einem Teil der dendritischen Zellen exprimiert, aber nicht von Monozyten, Makrophagen und neutrophilen Granulozyten; er determiniert den Phänotyp CD21.
- ▬ Der C3bi-Rezeptor erkennt ein weiteres Abbauprodukt des C3b (C3bi). Er besteht aus 2 Ketten, welche die Bezeichnung CD11b (α-Kette) und CD18 (β-Kette) tragen. Er ist auf Monozyten, Makrophagen und neutrophilen Granulozyten zu finden.

Mononukleäre Phagozyten exprimieren Rezeptoren für die aktivierenden Zytokine IFN-γ, TNF-α etc.

Auch das **Klasse-II-Molekül des MHC** stellt eine wichtige Oberflächenstruktur dar. Seine Expression

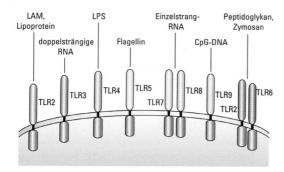

Abb. 9.3 TLR und ihre wichtigsten Liganden

auf Makrophagen wird durch IFN-γ und möglicherweise andere Zytokine verstärkt. Wie in ▶ Kap. 8 bereits dargelegt, spielen Klasse-II-Moleküle bei der Stimulation von Helfer-T-Lymphozyten eine zentrale Rolle. Dendritische Zellen tragen auf ihrer Oberfläche konstitutiv große Mengen an Klasse-II-Molekülen des MHC in hoher Dichte und sind daher für die Stimulation von Helfer-T-Lymphozyten bestens gerüstet.

Toll-ähnliche Rezeptoren In letzter Zeit rückte eine Gruppe von Oberflächenrezeptoren in den Fokus, die Toll-ähnlichen Rezeptoren (»**toll-like receptors**«, TLR). Wir kennen mindestens 10 Varianten, die mit TLR1 bis TLR10 bezeichnet werden. TLR erkennen spezifisch charakteristische Mikrobenbestandteile (**Abb. 9.3**). TLR werden besonders von mononukleären Phagozyten und dendritischen Zellen exprimiert, die dadurch eingedrungene Erreger zu mustern vermögen. Deren Erkennung bewirkt eine rasche Aktivierung der TLR-tragenden Zelle, die dann geeignete Abwehrreaktionen mobilisieren kann. Sämtliche TLR-Signale fließen in gemeinsame Signaltransduktionswege, in deren Zentrum die **Phosphorylierung von NF-κB** steht. Dies bewirkt in Makrophagen und dendritischen Zellen die Sekretion von proinflammatorischen Zytokinen (▶ Abschn. 9.5) und Effektormolekülen der Infektabwehr (▶ Abschn. 9.2). Dendritische Zellen reifen auf diesen Stimulus hin heran und können nun in einer 1. Reifungsphase Bakterien besser phagozytieren und in der 2. Phase T-Zellen effektiver stimulieren.

Die wichtigsten **Liganden der TLR** sind (**Abb. 9.3**):

- TLR 2: Lipoarabinomannan (LAM) und Lipoproteine als Charakteristikum u. a. von Mykobakterien
- TLR 3: doppelsträngige RNA als Charakteristikum zahlreicher Viren
- TLR 4: Lipopolysaccharid (LPS) als Charakteristikum gramnegativer Bakterien
- TLR 5: bakterielle Flagelline als Charakteristikum geißeltragender Bakterien
- TLR 7, TLR8: für bestimmte Viren charakteristische Einzelstrang-RNA
- TLR 9: für bakterielle DNA charakteristische Nukleotidsequenzen

Einige TLR bilden Heterodimere mit neuer Spezifität: TLR2/TLR6-Heterodimere reagieren z. B. mit Peptidoglykan als charakteristischem Muster grampositiver Bakterien und Zymosan als charakteristischem Muster von Hefen.

Die TLR sind die wichtigsten Mitglieder der sog. **mustererkennenden Rezeptoren** (»pattern recognition receptors«, PRR). Diese PRR erkennen auf Krankheitserregern bestimmte konservierte Struktureigenschaften und befähigen so das Immunsystem, Eindringlinge zu mustern. Diese Erkennung führt zur Aktivierung von Makrophagen und zur Reifung dendritischer Zellen, die dann die erworbene Immunantwort über die Art der eindringenden Krankheitserreger zu informieren vermögen:

- Handelt es sich bei den Eindringlingen um extrazelluläre Bakterien wie Staphylo- oder Streptokokken, so werden TH17-Zellen aufgerufen, die in erster Linie Neutrophile aktivieren.
- Handelt es sich um intrazelluläre Bakterien wie den Tuberkuloseerreger, werden TH1-Zellen abgerufen, die Makrophagen aktivieren.
- Handelt es sich um virale Erreger, werden TH1-Zellen aktiviert, die zytolytische T-Zellen stimulieren.
- Wird die humorale Immunantwort benötigt, werden TH2-Zellen abgerufen, die auch bei Wurminfektionen instruiert werden. Allerdings sind die PRR, die Wurminfektionen erkennen, bislang nicht bekannt.

Weitere PRR sind die **intrazellulären NOD-Rezeptoren** (NOD = nukleotidbindende Oligomerisierungsdomäne). Die NOD-1-Rezeptoren erkennen Peptidoglykanfragmente der bakteriellen Zellwand und NOD-2-Rezeptoren Muramyldipeptid als Grundbaustein zahlreicher Bakterien. Die NOD-Rezeptoren sind Mitglieder der größeren Familie der Nod-ähnlichen Rezeptoren, die NLR (»Nod-like receptors«) abgekürzt werden. NLR stimulieren häufig das Inflammasom, das die Freisetzung von biologisch aktivem IL-1 aus einem inaktiven Vorläufer (pro-IL-1) (▶ Abschn. 9.5) vermittelt. Sie sind im Zytosol der Zelle lokalisiert, erkennen also molekulare Muster von Erregern, die in der Zelle vorkommen.

9.5   Sekretion

Makrophagen sind sekretorische Zellen. Sie produzieren wichtige Mediatoren der Entzündungsreaktion und der spezifischen Immunantwort. Darüber hinaus sezernieren mononukleäre Phagozyten Substanzen, die auf mikrobielle Krankheitserreger und Tumorzellen toxisch wirken. Von diesen Faktoren werden viele erst nach adäquater Aktivierung abgegeben. Die wichtigsten Sekretionsprodukte sind in ◘ Tab. 9.4 aufgeführt.

Lysosomale Enzyme Bei der Phagozytose werden lysosomale Enzyme nicht nur in das Phagosom, sondern auch nach außen sezerniert. Zudem gelangen aus den noch nicht vollständig geschlossenen Phagolysosomen Enzyme passiv nach außen. Hierzu gehören saure Hydrolasen, Lysozym und neutrale Proteasen.

- **Von mononukleären Phagozyten und dendritischen Zellen gebildete Zytokine**

IL-1 Interleukin-1 wirkt u. a. auf B-Lymphozyten, Hepatozyten, Synovialzellen, Epithelzellen, Fibroblasten, Osteoklasten und Endothelzellen. Als endogenes Pyrogen löst IL-1 im Hypothalamus die Fieberreaktion aus. Durch seine Wirkung auf Hepatozyten vermittelt es die Akutphasereaktion. Schließlich induziert IL-1 die Sekretion von Fibrinogen, Kollagenase und Prostaglandinen. Viele dieser Faktoren sind am Zustandekommen der Entzündung beteiligt. IL-1 ist somit ein wichtiger Entzündungsmediator. IL-1 wird auch von anderen

◘ **Tab. 9.4** Sekretionsprodukte mononukleärer Phagozyten

Produkt	Wichtigste Funktion
Lysosomale saure Hydrolasen	Verdauung verschiedener Makromoleküle
Neutrale Proteasen	Zersetzung von Bindegewebe, Knorpel, elastischen Fasern etc.
Lysozym	Abbau bakterieller Zellwände
Komplementkomponenten	Komplementkaskade
IL-1	Entzündungsmediator, endogenes Pyrogen
IL-10	Hemmung der Aktivierung von Makrophagen und TH1-Zellen
IL-12	Aktivierung von zytolytischen Zellen und TH1-Zellen
IL-18	Aktivierung von TH1-Zellen
IL-33	Aktivierung von TH2-Zellen
Chemokine	Anlockung von Entzündungszellen, Rezirkulation und homöostatische Migration von Immunzellen
TNF-α	Tumorzell-Lyse, septischer Schock, Kachexie, Granulombildung
IFN-α	Virushemmung
Reaktive O_2-Metaboliten	antimikrobielle und tumorizide Wirkung
Reaktive N_2-Metaboliten	antimikrobielle und tumorizide Wirkung
Arachidonsäuremetaboliten	Entzündungsmediatoren, Immunregulation

Zellen gebildet. Dazu gehören B-Lymphozyten, Endothelzellen, Epithelzellen, Gliazellen, Fibroblasten, Mesangiumzellen und Astrozyten. IL-1 wird von einem Enzymkomplex, der als **Inflammasom** bezeichnet wird, gebildet. Das Inflammasom generiert auf infektionsbedingte Stressreaktionen eine Kaspase, die aktives IL-1 aus seiner Vorstufe bildet. IL-18, das TH1-Zellen stimuliert, und IL-33, das TH2-Zellen stimuliert, sind IL-1-Verwandte und

Tab. 9.5 Untergruppen der Chemokinfamilie			
Untergruppe	Lagebeziehung der beiden N-terminalen Zysteinreste	Biologische Aktivität	Typische(r) Vertreter
CC-Chemokine	direkte Nachbarschaft (»CC«)	Stimulation v. a. von Monozyten	RANTES, MCP-1
CXC-Chemokine	durch weitere Aminosäure (X) getrennt (»CXC«)	Stimulation v. a. von Neutrophilen	IL-8

werden im Inflammasom über ähnliche Mechanismen aus inaktiven Vorstufen hergestellt.

IL-6 Interleukin-6 wird nicht nur von mononukleären Phagozyten, sondern auch von T-Lymphozyten gebildet und wurde deshalb bereits in Kap. 8 besprochen.

IL-10 Dieses immunsuppressive Zytokin wurde in Kap. 8 besprochen, da es sowohl von Makrophagen als auch von T-Zellen produziert wird.

IL-12 Interleukin-12 aktiviert das zytolytische Potenzial von T-Lymphozyten und NK-Zellen. Weiterhin stimuliert es die Differenzierung von TH1-Zellen. Somit stellt IL-12 ein Schlüsselzytokin bei der Aktivierung der von CD4-Zellen des TH1-Typs und von CD8-T-Zellen getragenen zellulären Immunität dar (► Kap. 8).

Chemokine Chemokine sind an der Anlockung (Chemotaxis) von Entzündungszellen (Blutmonozyten, neutrophilen Granulozyten) aus dem Kapillarbett ins Gewebe beteiligt. Die große Familie der Chemokine besteht aus zahlreichen, strukturell sehr ähnlichen Zytokinen mit etwa 8–10 kD Molekularmasse. Viele Chemokine zeigen ein ähnliches Wirkspektrum, d. h. ihre Wirkung ist redundant. 2 **Untergruppen** lassen sich aufgrund der Nachbarschaftsbeziehung der beiden aminoterminalen Zysteinreste (C) und der biologischen Aktivität unterscheiden: CC- und CXC-Chemokine (■ Tab. 9.5).

Chemokine werden nicht nur von mononukleären Phagozyten, sondern auch von anderen Zellen gebildet, die typischerweise am Entzündungsherd zu finden sind. Die Familie der Chemokine ist allerdings sehr viel größer und wir kennen auch homöostatische Chemokine, welche die Migration der Immunzellen steuern. So wird das Wanderungsverhalten von Gedächtnis-T-Zellen durch unterschiedliche Chemokine gesteuert. Entsprechend lassen sich die Effektor-Gedächtnis-T-Zellen und die zentralen Gedächtnis-T-Zellen durch das Repertoire ihrer Oberflächenrezeptoren für unterschiedliche Chemokine unterscheiden (► Kap. 8).

TNF-α Tumornekrosefaktor α wirkt stark nekrotisierend auf Tumorzellen; er hat gewisse Ähnlichkeiten mit TNF-β (► Kap. 8) In vielerlei Hinsicht wirkt TNF-α ähnlich wie IL-1; er induziert Fieber und wirkt immunregulatorisch. TNF-α ist mit Kachektin, das für kachektische Zustände verantwortlich ist, identisch. Es ist entscheidend an der Ausbildung von Granulomen beteiligt (► Kap. 11). Weiterhin ist TNF-α im Wesentlichen für den septischen Schock zuständig. Diese Eigenschaft hat die Hoffnung auf einen therapeutischen TNF-Einsatz bei der Tumorbehandlung gedämpft. Die Neutralisation von TNF-α durch spezifische, monoklonale Antikörper wird dagegen mit großem Erfolg zur Therapie der rheumatoiden Arthritis und anderer chronischer Entzündungen eingesetzt.

M-CSF Monozyten-Kolonien-stimulierender Faktor bewirkt die Reifung mononukleärer Phagozyten aus Stammzellen.

G-CSF Granulozyten-Kolonien-stimulierender Faktor wird von Makrophagen, Endothelzellen und anderen Zellen gebildet und bewirkt in erster Linie die Reifung von Granulozyten.

TGF-β TGF-β wird von mononukleären Phagozyten, Treg-Zellen und Blutplättchen gebildet (► Kap. 8).

IFN-α Interferon-α besitzt als Mitglied der IFN-Familie antivirale Aktivität (▶ Kap. 8 und 10). Daneben hat es immunmodulatorische Wirkung.

Komplementkomponenten Makrophagen sezernieren zahlreiche Komplementkomponenten. Hierzu gehören C1q, C2, C4, C3, C5, Faktor B, Faktor D, Properdin, Faktor H und Faktor I (▶ Kap. 5).

Reaktive Sauerstoff- und Stickstoffmetaboliten Makrophagen setzen nach entsprechender Stimulation reaktive Sauerstoff- und Stickstoffmetaboliten frei (▶ Abschn. 9.2).

9.6   Makrophagenaktivierung

Mononukleäre Phagozyten sind äußerst anpassungsfähige Zellen. Sie können sich auf äußere Reize hin morphologisch und funktionell verändern. Man kann hierbei 3 hierarchisch angeordnete Aktivitätsstufen unterscheiden:

- residente Gewebemakrophagen
- Entzündungsmakrophagen
- aktivierte Makrophagen

Residente Gewebemakrophagen Diese besitzen bereits bestimmte Fähigkeiten: Sie können phagozytieren und sezernieren konstitutiv Lysozym. Durch das umliegende Gewebe werden die Eigenschaften und Fähigkeiten residenter Makrophagen wesentlich beeinflusst. So steht bei Alveolarmakrophagen die Phagozytoseaktivität im Vordergrund, während die Makrophagen der sekundär-lymphatischen Organe v. a. Antigen präsentieren.

Entzündungsmakrophagen Lokale Entzündungsreize steigern verschiedene Makrophagenfunktionen. Diese beeinflussen dann ihrerseits den weiteren Verlauf der Entzündungsreaktion. Die sog. Entzündungsmakrophagen oder **inflammatorischen Makrophagen** entwickeln sich aus frisch in den Entzündungsherd eingewanderten Monozyten und z. T. auch aus Gewebemakrophagen. Sie zeigen einen Anstieg der rezeptorvermittelten Endozytose sowie der Bildung von O_2^-. Außerdem sezernieren sie neutrale Proteasen, insbesondere Plasminogenaktivator. Schließlich erlangen inflammatorische

Makrophagen auch die Fähigkeit, auf zytokinvermittelte Stimuli zu antworten.

Aktivierte Makrophagen Unter dem Einfluss von Zytokinen des TH1-Typs wandeln sich inflammatorische schließlich in aktivierte Makrophagen um. Diese produzieren gesteigerte Mengen von H_2O_2. Sie besitzen die Fähigkeit zur Abtötung von Tumorzellen und von intrazellulären Krankheitserregern. IFN-γ induziert in Makrophagen eine gesteigerte Expression von MHC-Klasse-II-Molekülen. IFN-γ-stimulierte Makrophagen können verstärkt Antigen präsentieren.

Die hier geschilderte Verbreiterung des Funktionsspektrums vom residenten über den inflammatorischen bis zum aktivierten Makrophagen wird als **Makrophagenaktivierung** bezeichnet. Die Situation, bei der normalerweise sämtliche Aktivierungsschritte ablaufen, ist gegeben, wenn das Immunsystem auf eine Infektion mit intrazellulären Krankheitserregern antwortet.

Alternativ aktivierte Makrophagen Durch Stimulierung mit den TH2-Zytokinen IL-4 und IL-13 werden Makrophagen alternativ aktiviert. Diese Makrophagen spielen zum einen bei der Wurmabwehr eine Rolle. Zum anderen wirken sie entzündungshemmend. Schließlich sind die alternativ aktivierten Makrophagen am Wiederaufbau von Gewebestrukturen beteiligt, die bei einer Infektion zerstört wurden.

9.7   Antigenpräsentierende Zellen im engeren Sinn

9.7.1   Grundlagen der Antigenpräsentation

Unter Antigenpräsentation im engeren Sinn verstehen wir eine besondere Verarbeitung von Proteinen durch antigenpräsentierende Zellen. Die Präsentation befähigt das Antigen, Helfer-T-Zellen spezifisch zu stimulieren. Die Voraussetzungen dazu sind erfüllt, wenn die Zelle das Fremdantigen in Assoziation mit Klasse-II-Molekülen des MHC präsentiert sowie kostimulatorische Moleküle exprimiert und Zytokine sezerniert, die bei der Stimulation von Helfer-T-Zellen als 2. Signal benötigt werden (▶ Kap. 8).

Die Fähigkeit zur Antigenpräsentation wird durch entsprechende Stimuli induziert. So ist die Expression von MHC-Klasse-II-Molekülen auf zahlreichen Gewebemakrophagen gering. Sie nimmt erst nach **geeigneter Stimulierung** (z. B. durch IFN-γ oder über TLR) drastisch zu.

Da lösliche Proteinantigene durch Pinozytose ebenso aufgenommen werden können wie durch rezeptorvermittelte Endozytose, ist die Phagozytosefähigkeit für die Präsentation dieser Antigene nicht grundsätzlich notwendig. Dagegen hängt die Präsentation von Antigenen, die Bestandteile von größeren Partikeln sind (Bakterien, Pilze, Parasiten), meist von der Phagozytosefähigkeit, der Keimabtötung und der Verdauung ab. Andererseits geht die Fähigkeit einer Zelle zur Keimaufnahme und -abtötung nicht immer mit dem Vermögen zur Antigenpräsentation einher.

Aufgenommene Proteine werden von der antigenpräsentierenden Zelle denaturiert und in Peptidfragmente zerlegt: Das Antigen wird prozessiert. Anschließend werden bestimmte Peptidfragmente an das MHC-Klasse-II-Molekül gebunden und der Helfer-T-Zelle präsentiert. Hierbei können nur solche Peptide präsentiert werden, die gewisse physikochemische Eigenschaften besitzen (▶ Kap. 8).

9.7.2 Antigenpräsentierende Zellen

Makrophagen besitzen prinzipiell das Potenzial zur Antigenpräsentation. Je nach Herkunft und Aktivierungszustand weisen sie in dieser Hinsicht aber beträchtliche Unterschiede auf. Die Fähigkeit zur Antigenpräsentation ist aber nicht auf Makrophagen beschränkt. Ausgezeichnete Präsentatoren sind die **Langerhans-Zellen** der Haut und die **dendritischen Zellen** der sekundär-lymphatischen Organe. Diese Zellen besitzen bereits konstitutiv eine hohe Fähigkeit zur Präsentation von Antigenen, die der von Makrophagen deutlich überlegen ist.

Dendritische Zellen teilen sich in 2 Populationen auf:
- plasmazytoide dendritische Zellen
- myeloide dendritische Zellen

Alle dendritischen Zellen sind myeloiden Ursprungs. Einige entwickeln sich aus Blutmonozyten, die in das Gewebe auswandern, andere entstehen direkt aus der myeloiden Vorläuferzelle. Da sich dendritische Zellen auf Reize von außen anpassen, entstehen zahlreiche Unterpopulationen. Diese hohe Anpassungsfähigkeit ermöglicht es den dendritischen Zellen, T-Lymphozyten gezielt zu stimulieren.

Die Erkennung mikrobieller Bestandteile durch TLR bewirkt die **Reifung dendritischer Zellen**, die nun optimal zur Antigenpräsentation gerüstet sind. Durch unterschiedlich starke Oberflächenexpression kostimulatorischer Moleküle und Sekretion unterschiedlicher Zytokine (IL-12 für TH1-Zellen, IL-23 für TH17-Zellen, IL-4 für TH2-Zellen u. a.) können dendritische Zellen das T-Zellsystem so instruieren, dass die für die Infektabwehr optimale Abwehr stimuliert wird. Ihre Phagozytoseaktivität ist dagegen eher gering. Zur Präsentation mikrobieller Antigene bedarf es daher häufig eines Zusammenwirkens mit mononukleären Phagozyten. Diese Aufgabe wird am effektivsten durch den Crosspriming-Vorgang (▶ Abschn. 8.6) erfüllt.

Wahrscheinlich machen dendritische Zellen eine 2-phasige Reifung durch, die es ihnen erlaubt, in der 1. Phase partikuläre Antigene aufzunehmen und zu verarbeiten und in der 2. Phase T-Lymphozyten mit Spezifität für diese Antigene zu stimulieren. Damit werden in der 1. Reifungsphase bevorzugt die für Phagozytose und Antigenprozessierung benötigten Moleküle gebildet und während der 2. Reifungsphase die für die T-Zell-Stimulation erforderlichen kostimulatorischen Oberflächenmoleküle.

Der Besitz von »pattern recognition receptors« (PRR; ▶ Abschn. 9.4) befähigt antigenpräsentierende Zellen zu einer raschen Reaktion auf eingedrungene Mikroorganismen. Die Erkennung von Erregerbestandteilen bewirkt die Reifung dendritischer Zellen in antigenpräsentierende Zellen vom Typ 1, die Zytokine produzieren, welche TH1-Zellen stimulieren. Fehlt dieser Reiz, entwickeln sich dendritische Zellen vom Typ 2, die TH2-Zellen aktivieren.

Die Stimulation über PRR durch mikrobielle Bestandteile hilft auch, das Prinzip der Adjuvanswirkung besser zu verstehen. Da einige PRR (z. B. TLR 4) in erster Linie proinflammatorische Reaktionen auslösen, während andere (z. B. TLR 9) besonders immunstimulierend wirken, kann durch Wahl geeigneter Liganden das Aktivitätsspektrum von Adjuvanzien bzw. Immunmodulatoren in die gewünschte Richtung gelenkt werden.

Weitere Zellen mit der Fähigkeit zur Antigenpräsentation sind u. a. B-Lymphozyten (▶ Kap. 8) und Endothelzellen sowie die Astrozyten des zentralen und die Schwann-Zellen des peripheren Nervensystems. B-Zellen nehmen ihr Antigen mithilfe membranständiger Antikörper spezifisch auf. Sie sind daher zur selektiven Antigenpräsentation befähigt. Dies könnte für die verstärkte T-Zell-Antwort bei Zweitimmunisierung (Impfung) von Bedeutung sein. Die für CD4-T-Zellen gültige Beschränkung der Antigenpräsentation auf spezialisierte Zellen gilt für CD8-T-Zellen nicht, da fast alle Körperzellen MHC-Klasse-I-Moleküle exprimieren (▶ Kap. 8).

> **Phagozyten und antigenpräsentierende Zellen**
>
> **Phagozytose und intrazelluläre Keimabtötung** Ausgeführt von neutrophilen Granulozyten und mononukleären Phagozyten.
>
> **Phagozytose** Rezeptorvermittelter Prozess, entweder über direkte Erkennung der Fremdpartikel (via Rezeptoren für mikrobielle Zuckerbausteine) oder nach Opsonisierung (via Fc-Rezeptoren oder Komplementrezeptoren).
>
> **Intrazelluläre Keimabtötung** Über sauerstoffabhängige Mechanismen (Bildung der reaktiven Sauerstoffmetaboliten O_2, H_2O_2, •OH, $1O_2$), stickstoffabhängige Mechanismen (NO_2^-, NO_3^-, •NO) und lysosomale Mechanismen (Ansäuerung des Phagosoms, Angriff durch lysosomale Enzyme nach Phagolysosomenfusion, kationische Peptide etc.).
>
> **Wichtige von mononukleären Phagozyten sezernierte Produkte** IL-1 (Entzündungs- und Fiebermediator); IL-12 (Aktivierung von TH1- und zytolytischen Zellen); TNF-α (Entzündungs- und Fiebermediator); Chemokine (Anlockung von Entzündungszellen); Arachidonsäureprodukte (Entzündungsmedia-
> ▼

toren, unspezifische Immunsuppression); reaktive Sauerstoff- und Stickstoffmetaboliten (z. B. Tumorzellabtötung); Komplementkomponenten (▶ Kap. 5); neutrale Proteasen (Bindegewebezersetzung).

Makrophagenaktivierung verläuft vom residenten Gewebemakrophagen (bereits zur Phagozytose fähig) über den Entzündungsmakrophagen (gesteigerte Phagozytoseaktivität, Bildung von O_2) zum aktivierten Makrophagen (vollständige antimikrobielle und tumorzytotoxische Aktivität).

Antigenpräsentation Neben Makrophagen auch B-Zellen, Langerhans-Zellen und dendritische Zellen. Dendritische Zellen sind die potentesten antigenpräsentierenden Zellen. Wir unterscheiden plasmazytoide und myeloide dendritische Zellen.

Erkennung molekularer Muster von Mikroorganismen PRR können über die Erkennung mikrobieller Muster Typen von Krankheitserregern erkennen und unterscheiden. Die wichtigsten PRR sind die TLR. Diese Familie umfasst ca. 10 Mitglieder, die charakteristische Mikrobenbausteine spezifisch erkennen. PRR werden besonders von mononukleären Phagozyten und dendritischen Zellen exprimiert, die dadurch rasch auf mikrobielle Eindringlinge zu reagieren vermögen. Einige PRR stimulieren insbesondere proinflammatorische Mechanismen, während andere bevorzugt die T-Zell-Stimulation fördern.

Immunpathologie

S. H. E. Kaufmann

Stefan H. E. Kaufmann, *Basiswissen Immunologie*,
DOI 10.1007/978-3-642-40325-5_10, © Springer-Verlag Berlin Heidelberg 2014

Einleitung

Unter dem Begriff Immunpathologie werden Schädigungen des Organismus durch fehlende, fehlgeleitete oder überschießende Immunreaktionen zusammengefasst. Überschießende oder fehlgeleitete Immunreaktionen sind für Entzündungsprozesse, Allergien, Autoimmunkrankheiten und Transplantatabstoßung verantwortlich; eine defekte Immunantwort führt zu Immunmangelkrankheiten.

10.1 Entzündung und Gewebeschädigung

Entzündung und Gewebeschädigung sind häufig Begleiterscheinungen der Immunantwort. Sie stellen in vielen Fällen das Endergebnis fehlgeleiteter Immunreaktionen dar. Als Beispiel ist die spezifische Überempfindlichkeit zu nennen. In anderen Fällen wird die Entzündung ausgelöst und entwickelt sich ohne dass der Immunapparat ursächlich beteiligt ist, z. B. bei Entzündungen durch bakterielle Besiedlung, etwa durch Staphylokokken. Was auch immer die auslösende Ursache sein mag – es gibt keine Entzündung ohne Beteiligung von Zellen und Faktoren des Immunsystems.

Am Anfang jeder Entzündung steht die Freisetzung von **Entzündungsmediatoren**. Empfänger dieser Wirkstoffe sind Blutgefäße, Bronchiolen, glatte Muskulatur und Leukozyten. Mastzellen sind wichtige Produzenten von Entzündungsmediatoren, insbesondere von vasoaktiven Aminen und Lipidmediatoren (Arachidonsäureprodukte und plättchenaktivierender Faktor). Im Folgenden werden die wichtigsten Entzündungsmediatoren besprochen.

Die vasoaktiven Amine **Histamin** (bei Mensch und Meerschweinchen) und **Serotonin** (bei Mensch, Ratte und Maus) bewirken die Konstriktion der Venolen und Dilatation der Arteriolen; sie erhöhen die Permeabilität der Kapillaren. Die dadurch entstehende Urtikaria ist ein klinisches Zeichen der **anaphylaktischen Reaktion**. Weiterhin rufen die Amine eine Kontraktion der glatten Muskulatur in Bronchien, im Uterus und im Darm hervor. Beim Menschen setzen Blutplättchen Serotonin frei.

Arachidonsäureprodukte stellen die 2. wichtige Gruppe von Entzündungsmediatoren dar. Ihre Synthese und Funktion ist in ◘ Abb. 10.1 schematisch aufgeführt. Die **Leukotriene** C4, D4 und E4 werden auch unter dem Begriff »slow reacting substance of anaphylaxis« (SRS-A) zusammengefasst. Sie sind neben den vasoaktiven Aminen die wichtigsten Mediatoren der allergischen Sofortreaktion. Ihre Bildung setzt aber etwas langsamer ein. Aufgrund ihrer hohen bronchokonstriktiven Aktivität sind sie für das Bronchialasthma von besonderer Bedeutung.

Das **Bradykinin**, das von basophilen Granulozyten und Mastzellen gebildet wird, hat ebenfalls vasodilatatorische und permeabilitätssteigernde Wirkung.

Der **plättchenaktivierende Faktor** (PAF) ist ein niedermolekulares Etherlipid. Er bewirkt die Aggregation der Blutplättchen und damit die Freisetzung vasoaktiver Amine. PAF wirkt außerdem auf neutrophile Granulozyten. Der Wirkstoff wird von neutrophilen und basophilen Granulozyten sowie von Monozyten gebildet.

Heparin ist ein Proteoglykan. Es hemmt die Blutgerinnung und sorgt so für einen verlängerten Einstrom von Entzündungszellen. Heparin hemmt die Komplementaktivierung und verstärkt die Histamin-Inaktivierung.

Chemotaktische Faktoren sind kleine Peptide. Sie werden von Granulozyten gebildet und locken weitere Granulozyten an den Entzündungsherd.

Die als **Anaphylatoxine** bezeichneten Komplementkomponenten C4a, C3a und C5a wurden bereits in ► Kap. 5 besprochen.

Die von mononukleären Phagozyten und neutrophilen Granulozyten gebildeten **reaktiven Sauerstoffmetaboliten** üben nicht nur Abwehrfunktionen aus; sie schädigen auch das umliegende Gewebe. Das Gleiche gilt für die **sauren Hydrolasen** und die **basischen Peptide**. Auch die z. T. von mononukleären Phagozyten produzierten **Zytokine** TNF, IL-6 und IL-1 sind an Entzündungsreaktionen beteiligt. Die **Chemokine**, die u. a. ebenfalls von mononukleären Phagozyten gebildet werden, locken weitere Zellen an den Ort der Entzündung. Diese Stoffe wurden in ► Kap. 8 und 9 behandelt.

Das **C-reaktive Protein** (CRP) ist ein in der Leber gebildetes Akutphaseprotein, das bei akuten entzündlichen Prozessen markant erhöhte Serum-

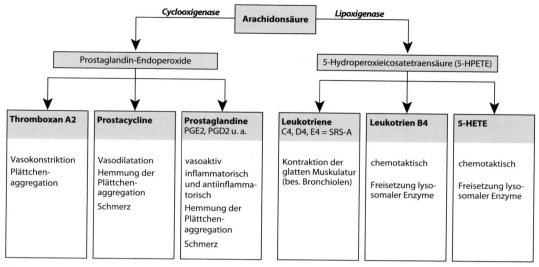

Abb. 10.1 Arachidonsäuremetabolismus und Wirkmechanismus

werte aufweist. Dies wird differenzialdiagnostisch ausgenutzt (► Kap. 6). CRP aktiviert das Komplementsystem über den klassischen Weg und wirkt regulierend auf die Entzündungsreaktion und die beteiligte Immunantwort. Die Produktion der Akutphaseproteine wird durch IL-6 und IL-1 ausgelöst.

10.2 Spezifische Überempfindlichkeit

Bei der spezifischen Überempfindlichkeit (Hypersensibilität) kommt es zu überschießenden Immunreaktionen, die das eigene Körpergewebe schädigen. Die Überempfindlichkeit beruht auf 2 Voraussetzungen:

- Vorhandensein eines geeigneten Antigens
- Veranlagung zur übermäßigen Produktion einer bestimmten Klasse von Antikörpern oder T-Zellen.

Bei der **Autoimmunität** sind körpereigene Strukturen (Autoantigene) das Ziel der spezifischen Immunantwort. Bei der **Allergie** sind es die in den Organismus aufgenommenen Umweltantigene, die als Allergene bezeichnet werden.

Bei der **Autoimmunität** erfolgt die Schädigung der betroffenen Gewebe und Zellen durch die spezifischen Effektoren direkt. Bei der **Allergie** wird

die Schädigung indirekt durch Entzündungszellen und -mediatoren hervorgerufen. Im Prinzip ist das Endergebnis beider Vorgänge ähnlich oder gleich. Man unterscheidet 4 Typen von Überempfindlichkeitsreaktionen:

- Typ I: anaphylaktischer Reaktionstyp
- Typ II: zytotoxischer Reaktionstyp
- Typ III: Immunkomplex-Reaktionstyp
- Typ IV: verzögerter Reaktionstyp

10.2.1 Typ I: Anaphylaktischer Reaktionstyp

Der anaphylaktische Überempfindlichkeitstyp wird auch als **Sofortallergie** bezeichnet; die Prädisposition dazu heißt **Atopie** (◻ Abb. 10.2). Zu diesem Typ zählen Heuschnupfen, Asthma, Nesselsucht sowie Überempfindlichkeit gegen Insektengift, Nahrungsmittel und Arzneistoffe. Während der Sensibilisierungsphase werden gegen Umweltantigene wie Graspollen, Tierhaare, Milben oder Hausstaub Antikörper der IgE-Klasse gebildet. Die IgE-Bildung hängt von CD4-T-Zellen des TH2-Typs ab, die damit bei der Sofortallergie eine zentrale Rolle einnehmen (► Kap. 8).

Da Mastzellen sowie basophile und eosinophile Granulozyten Fc-Rezeptoren für IgE-Antikörper

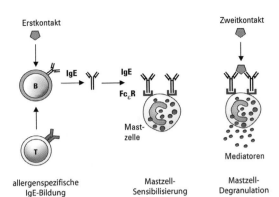

Erstkontakt   Zweitkontakt

IgE   IgE

Fc$_\varepsilon$R

Mast-
zelle

Mediatoren

allergenspezifische   Mastzell-   Mastzell-
IgE-Bildung   Sensibilisierung   Degranulation

◘ **Abb. 10.2** Anaphylaktische Reaktion (Typ I) oder Sofortallergie

tragen (FcεR), können sie diese binden. Aufgrund
ihrer Affinität für körpereigene Zellen werden die
Antikörper der Klasse IgE als homozytotrope Antikörper oder **Reagine** bezeichnet.

Mastzellen stellen die wichtigsten Effektoren
der anaphylaktischen Reaktion dar. Der verant-
wortliche Aktivierungsweg wurde in ▸ Kap. 8 beschrieben. Lange Zeit war unklar, warum sich eine
derart schädliche Reaktion bis heute halten konnte.
Vermutlich stellt die Sofortallergie eine Unterart des
Abwehrarsenals gegen Wurminfektionen dar. Wie
in ▸ Kap. 8 beschrieben, sind die der Aktivierung
von Eosinophilen, Basophilen und Mastzellen zugrunde liegenden Mechanismen in der Tat sehr
ähnlich. Im Mittelpunkt stehen TH2-Zellen und
ihre Zytokine (IL-4 und IL-5) sowie Antikörper der
IgE-Klasse.

Kommt eine mit IgE-Antikörpern beladene
Mastzelle mit dem homologen Allergen in Berüh-
rung, werden 2 benachbarte Antikörpermoleküle
miteinander vernetzt. Dies löst die Degranulation
der Zelle aus: Histamin, Serotonin, Heparin, PAF,
SRS-A und Prostaglandine werden ausgeschüttet.
Gemeinsam rufen diese Mediatoren die allergischen
Zeichen (Ödem, Exanthem, Urtikaria) hervor. Bei
vehementem Verlauf entsteht das Bild der Anaphylaxie oder des anaphylaktischen Schocks. Dabei wird
häufig ein Organ besonders stark in Mitleidenschaft
gezogen, man spricht vom **Schockorgan**. Das
Schockorgan des Meerschweinchens ist die Lunge,
beim Hund ist es die Leber. Typisch für die Schädigungen sind Blähung der Lunge, Blutüberfüllung

der Leber oder bei örtlichem Ausbruch das seröse,
zellfreie Ödem.

Anaphylaktische Schädigungen führen niemals
zur Zellinfiltration. Da IgE-Antikörper unfähig
sind, Komplement zu binden, läuft die anaphylaktische Reaktion ohne Mitwirkung des Komplementsystems ab. Die Latenzzeit ist kurz: Nach Einwirkung des Allergens beginnt die »Sofortreaktion«
oder »Sofortallergie« bereits innerhalb von 2–3 min.

10.2.2 Typ II: Zytotoxischer Reaktionstyp

Zelluläre Antigene können allergische Reaktionen
vom Typ II auslösen (◘ Abb. 10.3). Durch spezifische
Bindung von Antikörpern der IgG- und gelegentlich
der IgM-Klasse werden körpereigene Zellen zum
Ziel für verschiedene Sekundärmechanismen der
Immunabwehr. Folgende Situationen können entstehen:

- Antikörper induzieren die Schädigung
  oder Phagozytose von Zielzellen durch neutro-
  phile Granulozyten oder mononukleäre
  Phagozyten. IgG-Antikörper können direkt
  an den Fc-Rezeptor der professionellen
  Phagozyten binden. Bei IgM-Antikörpern
  erfolgt die Bindung über Komplement-
  rezeptoren (CR) nach Komplementaktivierung
  (▸ Kap. 4, 5 und 9).
- Der IgG-Antikörper vermittelt über
  Fc-Rezeptor-Bindung die Zytolyse durch
  NK-Zellen (ADCC; ▸ Kap. 2 und 4).
- IgG- oder IgM-Antikörper vermitteln über
  Fc-Rezeptoren die Lyse der Zielzellen durch
  Komplement (▸ Kap. 5).

Die Reaktion dieses Typs tritt bei Bluttransfusions-
zwischenfällen und bestimmten Autoimmunerkrankungen ein und führt zur Zell- oder Gewebezerstörung.

Bei der **autoimmunen hämolytischen Anämie**
werden Antikörper gegen die eigenen Erythrozyten
gebildet; bei der **Hashimoto-Thyreoiditis** fungieren
Thyreoglobulin und die mikrosomalen Thyreozy-
tenbausteine als Autoantigene. Bei der **sympathischen Ophthalmie** bilden sich Autoantikörper
gegen Material der Augenlinse und der Aderhaut.

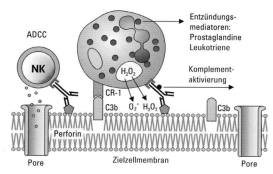

■ **Abb. 10.3** Zytotoxische Reaktion (Typ II)

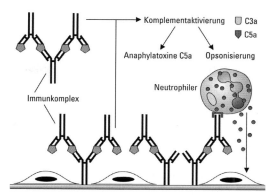

■ **Abb. 10.4** Immunkomplexreaktion (Typ III)

Bei der **Myasthenia gravis** wirken die Azetylcholinrezeptoren der motorischen Endplatte als Autoantigen.

Ein Sonderfall ist die **Masugi-Nephritis** der Ratte. Sie entsteht, wenn sich zirkulierende Antikörper spezifisch an die Basalmembran des Nierenglomerulum binden. Dies geschieht im Experiment, wenn man beim Kaninchen durch Injektion von Gewebe der Rattenniere Antikörper induziert und diese dann einer Ratte intravenös injiziert. Folge ist v. a. eine Glomerulonephritis mit erhöhter Proteinurie und Blutdrucksteigerung. Beim Menschen entsteht durch Autoantikörper ein Analogon der Masugi-Nephritis: das **Goodpasture-Syndrom**.

10.2.3 Typ III: Immunkomplex-Reaktionstyp

Bei diesem Reaktionstyp entstehen im Serum und in der Lymphflüssigkeit kleine Immunkomplexe mit folgenden Eigenschaften: Sie sind schwer abbaubar, aktivieren Komplement und können in die kleinen Blutgefäße eindringen (■ Abb. 10.4). Injiziert man einem Menschen intramuskulär eine sehr große Menge Fremdantigen, z. B. Pferdeserum, so persistieren die Antigene mehr als 8 Tage in Blut und Lymphe. Die ersten Antikörper, die gebildet werden, treffen dann notwendigerweise auf die Bedingungen des Antigenüberschusses (vgl. Heidelberger-Kurve; ▶ Kap. 6). Es entstehen kleine, lösliche Antigen-Antikörper-Komplexe. Diese Komplexe dringen in das Subendothel der kleinen Blutgefäße ein und lagern sich in verschiedenen

Organen ab, z. B. in Niere oder Gelenken. Die klinische Folge sind Urtikaria, Albuminurie, Ödeme der Respirationsschleimhaut und Arthritis. Diese generalisierte Immunkomplexerkrankung wird als **Serumkrankheit** bezeichnet.

Injiziert man das Antigen einem immunisierten Individuum in die Haut, so kommt es am Applikationsort zur Bildung von Immunkomplexen. Die Komplexe lösen an den Gefäßwänden eine lokale Entzündung aus, die als **Arthus-Reaktion** bezeichnet wird. Deren Kennzeichen sind:

- Eintritt nach 4–6 h (anaphylaktische Reaktion: 2–3 min)
- Infiltration des Gewebes mit Granulozyten und Makrophagen (anaphylaktische Reaktion: keinerlei Zellen, nur seröses Exsudat)
- vermittelnde Antikörper gehören zur Klasse IgG und IgM (anaphylaktische Reaktion: IgE)
- die Komplementaktivierung trägt das Bild der Entzündung (anaphylaktische Reaktion: Komplement unbeteiligt)

10.2.4 Typ IV: Verzögerter Reaktionstyp

Wie in ▶ Kap. 8 und 11 besprochen, stimulieren intrazelluläre Krankheitserreger bei der Primärreaktion bevorzugt T-Lymphozyten. Wird ein lösliches Antigen dieser Erreger später intrakutan injiziert, so entsteht am Applikationsort eine verzögerte Hautreaktion (■ Abb. 10.5). Ihre Kennzeichen sind:

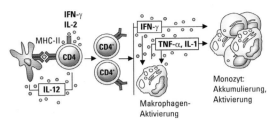

◘ Abb. 10.5 Verzögerte Reaktion (Typ IV)

— Beginn nach ca. 24 h, Höhepunkt nach ca. 72 h
— Infiltration mit mononukleären Zellen; keine oder nur wenige Granulozyten
— Vermittlung durch CD4-T-Zellen vom TH1-Typ, nicht durch Antikörper

Die allergische Reaktion vom verzögerten Typ dient als Test, um eine frühere Infektion mit intrazellulären Bakterien oder Parasiten nachzuweisen. Das bekannteste Beispiel ist die **Tuberkulinreaktion**.

Auch die **Kontaktdermatitis** beruht auf dem Prinzip der verzögerten Reaktion. Hierbei reagiert ein niedermolekularer Fremdstoff, z. B. ein Nickelsalz, mit körpereigenem Protein und verfremdet dieses so, dass es nach Präsentation durch Langerhans-Zellen in der Haut T-Zellen induziert; diese vermitteln dann die spätallergische Reaktion. Typ-IV-Reaktionen vom verzögerten Typ, die von T-Zellen mit Spezifität für körpereigene Antigene vermittelt werden, sind für zahlreiche Autoimmunerkrankungen verantwortlich (▶ Abschn. 10.3).

Auch bestimmte **chronische Entzündungen**, z. B. solche des Darmes, beruhen zumindest teilweise auf einer allergischen Reaktion vom verzögerten Typ:
— Bei der **Zöliakie**, einer angeborenen Unverträglichkeit für Gliadin in Weizen, zerstört eine von TH1-Zellen getragene Immunantwort das Epithel des Dünndarms. Die TH1-Zellen aktivieren Makrophagen, die eine erste Entzündungsreaktion hervorrufen. Dies führt zu einer unspezifischen Stressreaktion, in deren Folge die sog. intraepithelialen Lymphozyten, die zwischen Epithelzellen des Dünndarms eingelagert sind, das umgebende Epithel zerstören.
— Beim **Morbus Crohn** sind Ileum und angrenzende Kolonbereiche entzündet. Ein genetischer Risikofaktor ist der intrazelluläre mustererkennende Rezeptor NOD-2 (▶ Kap. 9). Man nimmt eine gestörte T-Zell-Antwort mit überschießenden TH1- und TH17-Zellen aufgrund ungenügender T_{reg}-Zellen an.
— Bei der **Colitis ulcerosa**, der wahrscheinlich eine fehlgeleitete TH2-Zell-Antwort zugrunde liegt, sind in erster Linie Rektum und Teile der Kolons betroffen.

10.3   Autoimmunerkrankungen

Autoimmunerkrankungen sind darauf zurückzuführen, dass das Immunsystem (in erster Linie Antikörper und Helfer-T-Zellen) mit körpereigenen Strukturen reagiert. 2 Faktoren prägen im Wesentlichen die Art der Autoimmunerkrankung:
— der Typ der Effektorreaktion
— das Spektrum der betroffenen Organe

Die Effektorreaktionen entsprechen auf der humoralen Seite hauptsächlich den Typen II und III. Fast immer tritt eine zelluläre Komponente vom Typ IV hinzu. Autoimmunerkrankungen können auf ein isoliertes Organ beschränkt oder aber organunspezifisch sein; dazwischen liegen verschiedene Übergangsformen. Im Folgenden sollen einige Beispiele angeführt werden (◘ Tab. 10.1).

10.3.1 Beispiele für Autoimmunerkrankungen

Organspezifische Autoimmunerkrankungen Bei der **chronischen Thyreoiditis (Hashimoto)** werden Antikörper gegen Thyreoglobulin und mikrosomale Gewebeantigene gebildet. Diese bewirken in der Schilddrüse eine Entzündungsreaktion vom Typ II. Eine zelluläre Komponente vom Typ IV verstärkt diese.

Bei der **Basedow-Krankheit** sind die Autoantikörper gegen den Rezeptor für das Thyreoidea-stimulierende Hormon TSH gerichtet. Die Autoantikörper stimulieren die Schilddrüse zu übermäßiger Hormonproduktion.

Bei der **sympathischen Ophthalmie** führt die Reaktion von Autoantikörpern mit Material der

◻ Tab. 10.1 Beispiele für Autoimmunerkrankungen
Organspezifisch
Hashimoto-Thyreoiditis
Basedow-Krankheit
Sympathische Ophthalmie
Addison-Krankheit
Perniziöse Anämie
Myasthenia gravis
Insulinabhängiger (Typ 1) Diabetes mellitus
Multiple Sklerose
Primär chronische Polyarthritis (rheumatoide Arthritis)
Organunspezifisch
Systemischer Lupus erythematodes
Primär chronische Polyarthritis (rheumatoide Arthritis)
Sklerodermie
Sjögren-Syndrom
Zwischenformen
Hämolytische Anämie
Idiopathische thrombozytopenische Purpura
Idiopathische Leukopenie

Augenlinse und der Chorioiden zur Chorioiditis (Uveitis).

Beim **Typ-I-Diabetes** (insulinabhängigen Diabetes mellitus, IDDM) greifen T-Zellen die β-Zellen des Pankreas an. Ein wesentliches Autoantigen scheint das Enzym Glutaminsäure-Dekarboxylase zu sein.

Auch die **multiple Sklerose** ist als eine Autoimmunerkrankung anzusehen, bei der der Angriff auf Zellen des ZNS durch autoreaktive T-Lymphozyten eine Demyelinisierung (Entmarkung) bewirkt. Als mögliches Zielantigen wird das basische Myelinprotein (MBP) diskutiert.

Organunspezifische Autoimmunerkrankungen Beim systemischen Lupus erythematodes (SLE) werden gegen Zellbestandteile (DNA, RNA, Histone) Antikörper und dann Immunkomplexe gebildet. Diese lagern sich an den Gefäßwänden besonders der Niere und Haut ab. Es kommt zur Glomerulonephritis und zur Erythembildung der Haut.

Bei der **primär-chronischen Polyarthritis** (rheumatoide Arthritis) werden gehäuft Antikörper gegen eine veränderte Konformation der eigenen Immunglobuline gebildet. Auf diese Weise entstehen Immunkomplexe, die sich vorwiegend in den Gelenkräumen ablagern. Die beteiligten Antikörper werden auch unter dem Begriff Rheumafaktor zusammengefasst. Gleichzeitig regen T-Zellen und Makrophagen die Synovialzellen durch Zytokine dazu an, hydrolytische Enzyme zu bilden. Es kommt zu Entzündung, Gewebezerstörung und Knorpeldestruktion. Autoreaktive T-Zellen sind die wesentlichen Vermittler der rheumatoiden Arthritis. Eine Kreuzreaktivität zwischen Gelenkbestandteilen und bakteriellen Krankheitserregern gilt als wahrscheinlicher Auslöser. Aus dieser Sicht kann man die rheumatoide Arthritis auch als organspezifisch bezeichnen. Die seit kurzem eingeführte Therapie mit TNF-α, IL-6 oder IL-1 neutralisierenden monoklonalen Antikörpern erzielt gute Erfolge. Dies belegt die zentrale Rolle von TNF-α, IL-6 und IL-1 bei der Pathogenese.

Zwischenformen Beispiele hierfür sind Krankheitsbilder, bei denen die eigenen Blutzellen das primäre Ziel der Autoimmunreaktion darstellen:
- hämolytische Anämie: Erythrozyten
- idiopathische thrombozytopenische Purpura: Blutplättchen
- idiopathische Leukopenie: Leukozyten

10.3.2 Mögliche Ursachen von Autoimmunerkrankungen

Während einer bestimmten Phase der Embryogenese kommt es zur Inaktivierung selbstreaktiver Immunzellen und damit zur Toleranzentwicklung gegen körpereigenes Gewebe (▶ Kap. 4). Das Wort »Inaktivierung« wird anstelle von »Eliminierung« deshalb verwendet, weil man weiß, dass das Potenzial der Immunantwort für bestimmte Autoantigene erhalten bleibt. Bei den Autoimmunkrankheiten wird die Toleranz gegenüber bestimmten Autoantigenen umgangen oder durchbrochen. Im Hinblick auf die zugrunde liegenden Mechanismen gibt es verschiedene Lehrmeinungen. Sie haben alle den Charakter von Hypothesen und schließen sich gegenseitig nicht aus.

Sequestrierte Autoantigene Antigene, die während der Toleranzentwicklung gegen körpereigene Strukturen sequestriert sind und deshalb mit dem Immunsystem nicht in Kontakt gelangen, werden in die Eigentoleranz nicht einbezogen. Treten diese Antigene während des späteren Lebens aus ihrer Sequestrierung heraus, dann wirken sie auf das Immunsystem wie Fremdantigene: Es kommt zu einer Autoimmunantwort. Als Beispiel hierfür gilt die Pathogenese der **Thyreoiditis**.

Heterogenetische (kreuzreaktive) Antigene Antigene von Krankheitserregern, die mit körpereigenen Strukturen identisch oder diesen ähnlich sind, können Antikörper und T-Zellen induzieren, die dann auch mit Autoantigenen reagieren: **immunologisches Mimikry**. **Trypanosoma cruzi** und bestimmte **A-Streptokokken-Stämme** weisen z. B. mit Autoantigenen des Herzens Kreuzreaktivität auf. Man nimmt an, dass die Kreuzreaktivität zwischen Mikroorganismen und körpereigenen Strukturen einen wichtigen Faktor bei der Entstehung von Autoimmunerkrankungen darstellt.

Durchbrechung der peripheren Toleranz Im Experimentalmodell ruft die Gabe von Organbrei oder Zellbestandteilen in geeigneter Form (meist in komplettem Freund-Adjuvans; ▶ Kap. 4) Autoimmunreaktionen gegen das betroffene Organ hervor. So führt die Verabreichung von Thyreoglobulin zu einer experimentellen Thyreoiditis, die der Hashimoto-Thyreoiditis ähnlich ist. Die Gabe von Hirngewebe induziert eine Enzephalomyelitis, die mit der multiplen Sklerose gewisse Ähnlichkeiten besitzt. Durch Gabe des Antigens in Adjuvans und/oder in schwach veränderter Form werden bevorzugt CD4-T-Lymphozyten vom TH1-Typ stimuliert, die dann die Autoimmunantwort induzieren. Vermutlich spielen ähnliche Vorgänge bei der spontanen Entwicklung bestimmter Autoimmunerkrankungen des Menschen eine Rolle.

Möglicherweise erfolgt die Induktion von TH1-Zellen, weil der Abbau des Autoantigens vermehrt die stimulierenden Epitope freisetzt. Begünstigend

könnte sich auch die vermehrte Expression der Klasse-II-Moleküle des MHC im betroffenen Organ auswirken. Hinzu tritt wahrscheinlich die verstärkte Zytokinbildung und die erhöhte Expression kostimulatorischer Moleküle, welche die Entwicklung von TH1-Zellen fördern und der Stimulation von TH2-Zellen entgegenwirken. Demzufolge käme TH2-Zellen eine wichtige Aufgabe bei der Kontrolle autoreaktiver T-Zellen zu. Als weitere Möglichkeit werden Störungen im Apoptoseverhalten autoreaktiver T-Lymphozyten diskutiert. Da über die Expression von Fas autoreaktive T-Lymphozyten eliminiert werden können (▶ Abschn. 8.11), sollte das Fehlen von Fas auf der Zelloberfläche die Entwicklung autoreaktiver T-Zellen erlauben. Schließlich kontrollieren T_{reg}-Zellen die Immunantwort. Entsprechend fördert die Hemmung bzw. Ausschaltung von T_{reg}-Zellen schädliche Immunreaktionen gegen körpereigene Antigene und somit die Entwicklung von Autoimmunkrankheiten.

10.4 Transplantation

10.4.1 Spender-Empfänger-Konstellation

Bei der Transplantation von Organen, Geweben oder Zellen unterscheidet man 4 Situationen; diese ergeben sich aus dem Verwandtschaftsgrad zwischen Spender und Empfänger (▶ Kap. 4 und 7):

Autologe Transplantation Hierbei überträgt man körpereigenes Material, Spender und Empfänger sind identisch. Beispiel: Hautübertragung vom Oberarm zur Deckung eines Defekts im Gesicht.

Isologe Transplantation Hierbei fungiert ein Individuum als Spender und ein anderes als Empfänger; Spender und Empfänger sind genetisch gleich. Beispiel: Organübertragung zwischen eineiigen Zwillingen oder Inzuchttieren.

Allogene Transplantation Hierbei gehören Spender und Empfänger der gleichen Spezies an; sie unterscheiden sich aber besonders im Hinblick auf die MHC-Genprodukte. Beispiel: Hautübertragung zwischen 2 nichtverwandten Menschen oder zwischen 2 Auszuchtmäusen.

Heterologe Transplantation (Xenotransplantation)
Hierbei gehören Spender und Empfänger verschiedenen Spezies an. Beispiel: Hautübertragung von Ratten auf Mäuse.

Die autologe und die isologe Transplantation gelingt bei einwandfreier Technik stets. Das übertragene Organ heilt auf Dauer ein. Dagegen ist der Erfolg der Allotransplantation flüchtig. Das Organ heilt zwar kurzfristig ein; nach etwa 2 Wochen wird es aber durch eine demarkierende Entzündung abgestoßen. Bei der Heterotransplantation wird das überpflanzte Organ ebenfalls abgestoßen. Die zur Abstoßung führende Reaktion setzt aber früher ein und verläuft heftiger als bei der Allotransplantation.

10.4.2 Abstoßungsreaktion

- **Mechanismus**

Die Abstoßungsreaktion ist ein vom Immunsystem induzierter Vorgang, den T-Lymphozyten (TH1-CD4-Zellen und zytolytische CD8-Zellen) vermitteln. Die Reaktion ist gegen Antigene gerichtet, die beim Menschen humane Leukozytenantigene (HLA) und bei der Maus H-2-Antigene heißen (▶ Kap. 7).

Die Abstoßung eines allogenetischen Transplantats ist somit Ausdruck einer Immunreaktion: Trägt das transplantierte Organ MHC-Produkte, die mit den MHC-Produkten des Empfängers nicht identisch sind, so wird in diesem eine spezifische T-Zell-Antwort induziert. Die Wahrscheinlichkeit, dass 2 nichtverwandte Menschen in der HLA-Formel volle Übereinstimmung zeigen, ist wesentlich kleiner als 10^{-6}. Dies liegt an der Kombination zweier Umstände:

- Die HLA-Region des Menschen enthält mindestens 7 Gene, von denen jedes für ein transplantationsrelevantes HLA-Antigen kodiert.
- Für jedes dieser Gene gibt es eine große Zahl von Allelen; ein bestimmtes Genprodukt tritt also bei der Spezies Mensch in Form von 10–40 jeweils verschiedenartigen Ausprägungen auf.

Bei der Transplantatabstoßung erkennen die T-Lymphozyten des Empfängers das fremde MHC-Produkt auf den Zellen des Transplantats. Die CD4-T-Lymphozyten erkennen die MHC-Klasse-II-Moleküle, während die CD8-T-Lymphozyten mit den MHC-Klasse-I-Molekülen reagieren (▶ Kap. 8). Beide T-Zellen induzieren eine Entzündung. Ist diese einmal eingeleitet, so spielen Effektorzellen, die das Fremdantigen nicht erkennen, aber unspezifisch angelockt werden, die Hauptrolle, insbesondere mononukleäre Phagozyten (▶ Kap. 9). Die Einleitung des Abstoßungsvorgangs ist also antigenspezifisch, die demarkierende Entzündung selbst ist sekundär und unspezifisch.

- **Untersuchungen vor einer Transplantation**

Bei der Spender- und Empfängeruntersuchung zur Organtransplantation testet man zum einen mit spezifischen Antiseren die Zellen des Empfängers und Spenders und stellt dann die entsprechende **Antigenformel** auf. Die Antiseren stammen von mehrgebärenden Frauen. Sie werden im **Zytotoxizitätstest** unter Zugabe von Komplement eingesetzt. (Gegen fremde Antigene ihres Neugeborenen bilden Mütter besonders bei der Geburt Antikörper und besitzen daher viele Antikörper gegen Transplantationsantigene.) Zum anderen wird eine gemischte Leukozytenkultur (»mixed leukocyte culture«, MLC) eingesetzt. Hierbei werden vitale Empfängerzellen mit bestrahlten Spenderzellen kultiviert. Nach einigen Tagen beurteilt man die Stärke der Empfängerreaktion durch Bestimmung der proliferativen Antwort der Empfängerzellen.

Schließlich untersucht man auch das Serum des Empfängers auf zytolytische Antikörper gegen die Lymphozyten des Spenders. Die Beurteilung des Verwandtschaftsgrades zwischen den HLA-Formeln von Empfänger und Spender folgt empirisch gewonnenen Regeln. Wie sich dabei gezeigt hat, beeinflusst eine Übereinstimmung der MHC-Klasse-II-Antigene den Transplantationserfolg stärker positiv als eine Übereinstimmung der MHC-Klasse-I-Antigene.

10.4.3 Knochenmarktransplantation

Besondere Probleme wirft die **allogene Knochenmarktransplantation** auf. Bei dieser Operation wird dem Empfänger ein Organteil überpflanzt, aus dem sich ein kompetentes Immunsystem entwickelt. Zum Problem der Abstoßung durch den Empfänger (»**host versus graft**«, HVG) kommt in diesem Fall die Gefahr, dass das Transplantat eine gegen den Empfänger gerichtete Immunreaktion ausbildet (»**graft versus host**«, GVH).

Zur begleitenden Behandlung bei der allogenen Knochenmarktransplantation bestehen folgende Möglichkeiten: Das Immunsystem des Empfängers wird durch Strahlen und Pharmaka vernichtet (s. u.). Aus dem allogenetischen Knochenmark werden die Stammzellen isoliert und dem Empfänger verabreicht. Da die Eliminierung der kompetenten Spenderlymphozyten nicht vollständig gelingt, kommt es bei der Knochenmarktransplantation zu einer begrenzten GVH-Reaktion. Diese ist in der Mehrzahl der Fälle beherrschbar, sofern die Empfänger jünger als 15 Jahre alt sind. Bei Erwachsenen treten häufiger Komplikationen auf.

10.4.4 Verhinderung der Transplantatabstoßung

Zur Verhinderung der Transplantatabstoßung stehen verschiedene Therapiemaßnahmen zur Verfügung. Alle haben zum Ziel, die Immunantwort gegen das Transplantat zu unterdrücken oder auszuschalten.

Obwohl angestrebt wird, die Reaktion gegen das Transplantat selektiv zu unterdrücken, bewirken die derzeit verfügbaren Maßnahmen durchweg eine allgemeine Schädigung des Immunsystems; dies bedeutet für den Transplantatempfänger ein hohes Infektionsrisiko. Da sich T- und B-Lymphozyten schnell teilen, beeinträchtigt eine Ganzkörperbestrahlung vorzugsweise diese Zellen. Heute nimmt man wegen der zahlreichen Nebeneffekte von dieser Maßnahme Abstand.

Verschiedene Pharmaka wirken bevorzugt auf Lymphozyten und kommen deshalb für eine **Immunsuppression** infrage:

- Als Mittel der Wahl zur Verhinderung von Transplantationszwischenfällen bietet sich heute **Ciclosporin A** an (ein makrozyklisches Peptid). Die Substanz hemmt die IL-2-Produktion der Helfer-T-Zellen.
- Vielversprechend ist das makrozyklische Lakton **FK506**. Obwohl mit Cyclosporin nicht verwandt, hemmt es die IL-2-Synthese.
- Ebenfalls vielversprechend ist **Rapamycin**, das die Reaktion auf IL-2 hemmt.

Rapamycin ist mit FK506 verwandt und hebt dessen Hemmeffekte auf die IL-2-Produktion auf. Ciclosporin A und Rapamycin zeigen dagegen synergistische Wirkung, da ersteres die IL-2-Synthese und letzteres die IL-2-Effekte hemmt, ohne dass eine wechselseitige Hemmung stattfindet.

Die Beseitigung von Lymphozyten durch Gabe von **Antilymphozytenserum** (ALS) beruht auf einer zytotoxischen Reaktion vom Typ 2. Diese Methode ist durch Verwendung von monoklonalen Antikörpern verbessert worden. Monoklonale Antikörper gegen das von allen T-Lymphozyten exprimierte CD3-Molekül sind zur Verhinderung einer Akutabstoßung geeignet. Sie bewirken allerdings keine lang anhaltende Toleranz gegenüber dem Transplantat. Zur Eliminierung reifer T-Zellen aus dem zur Transplantation entnommenen Spenderknochenmark verwendet man Strahlen, zytolytische Antikörper mit Spezifität für CD4- und CD8-T-Lymphozyten sowie spezielle Zelltrennungsmethoden.

10.5   Defekte des Immunsystems und Immunmangelkrankheiten

Individuen mit einem Defekt in einer Komponente des Immunsystems zeigen, je nach der Bedeutung der betroffenen Komponente, eine mehr oder weniger gestörte Immunantwort. Diese äußert sich in erster Linie als unzureichende Abwehr von Krankheitserregern oder als Autoimmunerkrankung. Im Folgenden sollen die wichtigsten Immunmangelkrankheiten kurz besprochen werden (Tab. 10.2).

Di-George-Syndrom Das Di-George-Syndrom stellt sich in seiner kompletten Form als Aplasie oder Hypoplasie des Thymus dar. Die betroffenen Indi-

□ **Tab. 10.2** Beispiele für primäre Immunmangel-krankheiten
Hauptsächlich Antikörpermangel
Bruton-Agammaglobulinämie (geschlechts-gebundene Agammaglobulinämie)
Geschlechtsgebundene Hypogammaglobulinämie mit Wachstumsfaktordefekt
Immunglobulinmangel mit erhöhtem IgM
IgA-Mangel
Hauptsächlich T-Zell-Defekt
Di-George-Syndrom
Kombinierte Immunmangelkrankheiten
Gemeine variable Agammaglobulinämie mit begleitendem T-Zell-Defekt
Schweizer Agammaglobulinämie (schwere kombinierte Immundefizienz)
Adenosindesaminase-Mangel
Purin-Nukleosid-Phosphorylase-Mangel
Andere Immunmangelkrankheiten
Chronische Granulomatose
Wiskott-Aldrich-Syndrom
Ataxia teleangiectasia
Komplementkomponenten-Mangel

viduen besitzen keine oder nur wenige T-Lympho-zyten. B-Lymphozyten sind zwar vorhanden, die primäre Antikörperantwort ist aber nur schwach. Wegen ihrer Abhängigkeit von Helfer-T-Zellen fehlt die Sekundärantwort gänzlich. Infektionen mit Er-regern, die normalerweise über zelluläre Immun-mechanismen bekämpft werden, treten gehäuft auf (▶ Kap. 11). Die Ätiologie der Entwicklungsstörung bleibt in den meisten Fällen unklar. Das Syndrom ist angeboren und in seltenen Fällen vererbbar. Meist wird es aber nicht vererbt, sondern erst während der Embryonalentwicklung erworben. Zur Behand-lung dienen die Thymustransplantation und die Gabe von Thymusextrakt.

Bruton-Agammaglobulinämie Die Bruton-Agam-maglobulinämie wird X-chromosomal vererbt; sie ist auf das männliche Geschlecht beschränkt. Den betroffenen Jungen fehlen sämtliche B-Lympho-zyten und als direkte Folge auch die thymusun-abhängigen Bereiche in den sekundären Lymphor-ganen (▶ Kap. 3). T-Lymphozyten, Thymus und thymusabhängige Bereiche sind dagegen normal. Infektionen mit bakteriellen Eitererregern im HNO-Bereich treten gehäuft auf. Die Therapie be-steht in der Verabreichung von Gammaglobulinen.

Variable Agammaglobulinämie Die Ätiologie der gemeinen variablen Agammaglobulinämie ist un-klar. Diverse Gendefekte, die verschiedene Anti-körperklassen betreffen, werden hierfür verant-wortlich gemacht. Bei diesem Krankheitsbild sind B-Lymphozyten zwar vorhanden, sie reifen aber nicht zu antikörperproduzierenden Plasmazellen heran. Die verschiedenen Antikörperklassen kön-nen unterschiedlich stark betroffen sein; in einigen Fällen fehlen auch funktionsfähige T-Lymphozyten. Infektionsspektrum und Therapie verhalten sich wie bei der Bruton-Krankheit.

Schweizer Agammaglobulinämie Bei dieser auch »severe combined immunodeficiency« (SCID) ge-nannten Erkrankung fehlen die T-Lymphozyten und – bei einem Großteil der Fälle – auch die B-Lymphozyten. Verschiedene Gendefekte, welche in erster Linie die Lymphozytendifferenzierung im Knochenmark betreffen, sind hierfür verantwort-lich. Bei diesem Krankheitsbild kommt es zu chronischen Infektionen durch opportunistische Erreger mit letalen Folgen. Die Knochenmarktrans-plantation stellt bislang den einzigen Behandlungs-weg dar. Eine Heilung durch Gentherapie ist – zu-mindest in einigen Fällen – seit Kurzem in den Bereich des Möglichen gerückt.

AIDS Das erworbene Immundefizienz-Syndrom (»acquired immunodeficiency syndrome«, AIDS) stellt das bekannteste Beispiel für eine erworbene Immunschwäche dar. Der Erreger, das humane Im-mundefizienz-Virus (HIV), benutzt das CD4-Mole-kül als Rezeptor und befällt daher in erster Linie CD4-Helfer-T-Zellen. Als Folge kommt es zu einem Absinken des Verhältnisses von CD4/CD8-T-Zellen im peripheren Blut. Chronische Infektionen mit Opportunisten, die normalerweise unter der Kont-

rolle zellulärer Immunmechanismen stehen, treten
regelmäßig auf. Die Tuberkulose ist die häufigste
Begleiterkrankung von AIDS-Patienten in Afrika.

Chronische Granulomatose Sie geht auf einen
vererbten Defekt der NADPH-Oxidase zurück
(▸ Kap. 9). Die professionellen Phagozyten vermögen daher nicht die zur Keimabtötung benötigten
reaktiven Sauerstoffmetaboliten zu bilden. Bakterien, die normalerweise nur extrazellulär überleben
und Katalase produzieren, können sich in den
Phagozyten ungestört vermehren. Sie induzieren
die Bildung von Granulomen ohne die damit normalerweise verbundene Keimabtötung.

Defekte im Komplementsystem Für zahlreiche
Komponenten des Komplementsystems wurden
Defekte beschrieben. Je nach der Funktion der
betreffenden Komponente (▸ Kap. 5) kommt es zu
unterschiedlichen Krankheitsbildern:
- Defizite im mannanbindenden Lektin führen
  zu einem erhöhten Infektionsrisiko, besonders
  bei Kindern, und tragen zur Schwere bestimmter Autoimmunkrankheiten bei. Dies
  belegt die Bedeutung der lektinvermittelten
  Komplementaktivierung (▸ Kap. 5).
- Defekte in den frühen Komplementkomponenten C1, C2 und C4 sowie in der C5-Kom-
  ponente führen zu Immunkomplexerkrankungen und Autoimmunkrankheiten vom Typ
  des systemischen Lupus erythematodes.
- Defekte der Komponenten C5, C6, C7 und
  C8 führen zu gehäuft auftretenden Infektionen
  mit Neisserien und zu deren Dissemination.
  Diese Komplikationen unterstreichen die
  Bedeutung der komplementvermittelten Bak-
  teriolyse für die Neisserienkontrolle. Im
  Gegensatz dazu hat ein C9-Defekt keine der-
  artigen Auswirkungen, da bereits der C5b678-
  Komplex Membranläsionen hervorrufen kann.
- Entsprechend der zentralen Rolle von C3 im
  Komplementsystem kommt es bei C3-Defekten
  wiederholt zu disseminierten Infektionen mit
  Eitererregern. Ein Fehlen des C1INH führt zu
  unkontrolliertem C4- und C2-Verbrauch mit
  Ödembildung. Der C1INH-Defekt ist mit dem
  vererbten angioneurotischen Ödem (Quincke-
  Ödem) vergesellschaftet.

Immunpathologie
Entzündung und Gewebeschädigung
Wichtige Entzündungsmediatoren Vaso-
aktive Amine (Venolenkonstriktion, Arteriolen-
dilatation; Erhöhung der Kapillarpermeabilität;
Kontraktion der glatten Muskulatur); Arachidonsäureprodukte (bronchokonstriktiv); Bradykinin (vasodilatatorisch, permeabilitäts-
steigernd); Anaphylatoxine (▸ Kap. 5).

Überempfindlichkeitsformen
Typ I: Anaphylaktische Reaktion oder
Sofortallergie IgE gegen Umweltantigene
stimulieren nach Antigenkontakt Degranulation von Mastzellen und basophilen
Granulozyten.
Typ II: Zytotoxische Reaktion Durch Bindung
von IgG an körpereigene Zellen wird deren
Lyse oder Phagozytose induziert (z. B. Good-
pasture-Nephritis durch Autoantikörper).
Typ III: Immunkomplexreaktion Kleine, lösliche Antigen-Antikörper-Komplexe lagern sich
in Organen ab; es kommt zu Urtikaria, Albuminurie, Ödembildung, Arthritis.
Typ IV: Verzögerte Reaktion T-Zellen aktivieren lokal Makrophagen, es kommt zur Hautreaktion (z. B. Tuberkulintest, Kontaktdermatitis) oder Schleimhautreaktionen (chronische
Darmentzündungen).
Mögliche Ursachen von Autoimmunerkran-
kungen Sequestrierte Autoantigene bleiben
bei der Toleranzentwicklung unberücksichtigt
und wirken bei späterer Freisetzung wie
Fremdantigene; kreuzreaktive Antigene von
Mikroorganismen induzieren aufgrund von
Antigenmimikry eine Immunantwort gegen
körpereigene Strukturen; durch Umgehung
oder Brechung der peripheren Toleranz kann
eine Autoimmunerkrankung entstehen; durch
polyklonale Aktivierung können selbstreaktive
Klone aktiviert werden.

Transplantation
Transplantationsarten Autologe Transplantation: Überpflanzung körpereigenen Mate-
▼

rials; isologe Transplantation: Überpflanzung genetisch identischen Materials; allogene Transplantation: Überpflanzung genetisch unterschiedlichen Materials der gleichen Spezies; heterologe Transplantation: Überpflanzung von Material unterschiedlicher Spezies.

Transplantatabstoßung Primär von T-Zellen mit Spezifität für die Genprodukte des fremden Haupthistokompatibilitätskomplexes. Host-versus-Graft-(HvG-)Reaktion: Abstoßung des Transplantats durch den Empfänger. Graft-versus-Host-(GvH-)Reaktion: bei allogenen Knochenmarktransplantationen auftretende Reaktion des Transplantats gegen den Wirt. Verhinderung der Transplantatabstoßung: Bestrahlung; Gabe monoklonaler Antikörper gegen T-Zellen; Ciclosporin A, FK 506, Rapamycin.

Autoimmunität

Träger der Autoimmunität Antikörper und/oder T-Zellen gegen körpereigene Strukturen.

Organspezifische Autoimmunerkrankungen Hashimoto-Thyreoiditis, Basedow-Krankheit, Typ-I-Diabetes, multiple Sklerose.

Organunspezifische Autoimmunerkrankungen Systemischer Lupus erythematodes, rheumatoide Arthritis.

Immundefekte

Gemeine variable Agammaglobulinämie Angeboren, defektes B-Zell- und manchmal auch T-Zell-System; Infektionen mit Eitererregern.

Schweizer Agammaglobulinämie (»severe combined immunodeficiency«, SCID) Angeboren, defizientes T-Zell- und meist auch B-Zell-System; Opportunisteninfektionen.

Chronische Granulomatose Angeboren, defektes Phagozytensystem; Granulombildung ohne Keimabtötung.

Di-George-Syndrom Angeboren, defektes T-Zell-System, meist während der Embryonalentwicklung erworben; gehäuft Opportunisteninfektionen.

▼

Bruton-Agammaglobulinämie Angeboren, defizientes B-Zell-System; Infektionen mit Eitererregern.

Defekte im Komplementsystem Angeboren, Defekte in den frühen Komponenten C1, C2, C4, C5: Immunkomplexerkrankungen; Defekte in den späten Komponenten C5, C6, C7, C8: Neisserieninfektionen; defektes C3: Infektionen mit Eitererregern.

AIDS Erworben, durch HIV hervorgerufen; defektes T-Zell-System; Opportunisteninfektionen.

Infektabwehr

S. H. E. Kaufmann

Stefan H. E. Kaufmann, *Basiswissen Immunologie*,
DOI 10.1007/978-3-642-40325-5_11, © Springer-Verlag Berlin Heidelberg 2014

Einleitung

Die Abwehr infektiöser Krankheitserreger ist die wichtigste Aufgabe des Immunsystems. Das Immunsystem hat sich in der ständigen Auseinandersetzung mit Krankheitserregern entwickelt. Um mit den unterschiedlichen Strategien der verschiedenen Erreger fertig zu werden, muss das Immunsystem diverse Immunreaktionen aufbauen. Impfungen nutzen die Fähigkeiten des Immunsystems, auf Zweitkontakt mit demselben Antigen schneller und effektiver zu reagieren. Allerdings verhindern Impfungen fast immer nur die Erkrankung, nicht die Infektion. Impfungen stellen die kostengünstigste Maßnahme der Medizin dar. Etwa 5 Millionen Menschenleben werden durch Impfungen jährlich gerettet.

11.1   Infektionen mit Bakterien, Pilzen und Protozoen

Stark vereinfacht kann man die pathogenen Bakterien, Pilze und Protozoen in insgesamt 3 Gruppen einteilen:

- Toxinbildner
- extrazelluläre Mikroorganismen
- intrazelluläre Erreger

In dieses Schema passen nicht alle Mikroorganismen; der Übergang zwischen den 3 Gruppen ist überdies fließend. Trotzdem ist diese Aufteilung zur Orientierung brauchbar.

11.1.1 Toxinbildner

Fast alle Bakterien produzieren Toxine, die den Wirt mehr oder weniger schädigen und damit zur Entstehung des Krankheitsbildes beitragen. Bei einigen ist das produzierte Einzeltoxin für die Pathogenese weitgehend allein verantwortlich: Das typische Krankheitsbild lässt sich tierexperimentell schon durch entsprechende Gabe von Toxin, d. h. ohne Infektion, auslösen. Die hierzu gehörigen Erreger werden als Toxinbildner im engeren Sinn bezeichnet (◻ Tab. 11.1).

Exotoxine werden vom Erreger in die Umgebung sezerniert, während **Endotoxine** integrale Bestandteile der Bakterienzellwand darstellen. **En-**terotoxine sind Exotoxine, die auf den Gastrointestinaltrakt einwirken. In vielen Fällen kommt es beim Menschen zur Toxinwirkung, ohne dass eine Infektion vorausgeht. So können Exotoxinbildner, die in Nahrungsmitteln vorkommen, zur Ursache einer Vergiftung werden, ohne dass sie den Wirt infizieren. Beispiele hierfür sind Lebensmittelvergiftungen durch Clostridium botulinum, durch enterotoxigene S.-aureus-Stämme oder durch den Pilz Aspergillus flavus.

Die meisten Exotoxine sind stark immunogen. Sie rufen die Bildung spezifischer Antikörper hervor, die das homologe Toxin zu neutralisieren vermögen. Obwohl zur Toxinneutralisation Antikörperisotypen ausreichen, die von TH2-Zellen kontrolliert werden, kommt es meist zur Bildung verschiedener Antikörperklassen, an deren Bildung sowohl TH2- als auch TH1-Zellen beteiligt sind.

Da sich die immunogenen Gruppen von den für die Toxinwirkung verantwortlichen toxophoren Gruppen abtrennen lassen, sind Immunisierungen mit unschädlichen Toxoiden möglich. Dieses Prinzip liegt z. B. der **Tetanus-** und **Diphtherie-Schutzimpfung** zugrunde. Ist für den Menschen die Dosis letalis minima des Toxins kleiner als die Dosis immunisatoria minima, so tritt der Tod ein, bevor das Immunsystem reagieren kann. Die Toxindosen, bei denen der Erkrankte eine Überlebenschance hat, sind in diesem Fall zu gering, um das Immunsystem zu stimulieren. So gibt es bei Tetanusrekonvaleszenten keine Immunität. Die künstliche Immunisierung von Pferden mit nativem Diphtherietoxin hat seinerzeit große Schwierigkeiten bereitet, da bei diesem Antigen die letale und die immunstimulatorische Wirkung dicht beieinanderliegen.

Im Fall der Endotoxinbildner ist die Gewinnung nebenwirkungsfreier Impfstoffe aufwendiger und noch nicht zufriedenstellend gelöst (z. B. Bordetella pertussis).

Die **Superantigene** nehmen eine besondere Stellung unter den Toxinen ein. Bei bestimmten Exotoxinen von Staphylo- und Streptokokken imponiert die direkte Aktivierung von T-Lymphozyten neben der eigentlichen Toxinwirkung. Die oligoklonale Aktivierung eines größeren Anteils der T-Zell-Population führt zu einer massiven

□ Tab. 11.1 Typische Beispiele für toxinproduzierende Mikroorganismen

Erreger	Toxinart: Erkrankung	Wichtiger Wirkmechanismus
Bakterien		
Clostridium perfringens	Exotoxin: Gangrän	Membranlyse
Clostridium tetani	Exotoxin: Tetanus	Blockierung inhibitorischer Neuronen
Clostridium botulinum	Exotoxin: Botulismus	Hemmung der Azetylcholin-Freisetzung
Vibrio cholerae	Enterotoxin: Cholera (Exotoxin)	Beeinflussung des c-AMP-Systems
Enterotoxigene E.-coli-Stämme	Enterotoxin: Diarrhö (Exotoxin)	Beeinflussung des c-AMP- und cGMP-Systems
Enterotoxigene Staphylococcus-aureus-Stämme	Enterotoxin: Diarrhö (Exotoxin)	Neurotoxizität
	Superantigen (Enterotoxin): Schocksyndrom	massive Zytokinausschüttung nach T-Zellaktivierung
Bordetella pertussis	Exotoxin und Endotoxin: Keuchhusten	Zilienschädigung
Corynebacterium diphtheriae	Exotoxin: Diphtherie	Blockierung der Proteinsynthese
Pilze		
Aspergillus flavus	Exotoxin: Vergiftung	Hepatotoxizität, Kanzerogenität

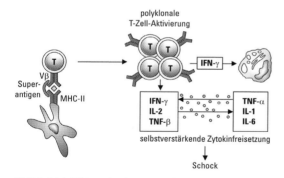

□ Abb. 11.1 Wirkmechanismen von Superantigenen

Zytokinausschüttung, sodass systemische Effekte überwiegen (Zytokinsturm). Hierzu gehören u. a. verschiedene Enterotoxine sowie das toxische Schocksyndrom-Toxin bestimmter S.-aureus-Stämme. Es kommt zu einem Schocksyndrom mit möglicher Todesfolge. Die zugrunde liegenden Mechanismen (▸ Kap. 8) sind in □ Abb. 11.1 zusammengefasst.

11.1.2 Extrazelluläre Erreger

Als extrazelluläre Erreger bezeichnen wir Mikroorganismen mit der Fähigkeit, sich im Wirtsorganismus außerhalb von Zellen zu vermehren (□ Tab. 11.2). Die Infektion kann auf die Eintrittspforte beschränkt bleiben oder aber nach Invasion und systemischer Ausbreitung andere Bereiche einbeziehen. Hierzu setzen die extrazellulären Erreger verschiedene Mechanismen ein, darunter auch die Wirkung ihrer Toxine. Im Gegensatz zu den Verhältnissen bei den Toxinbildnern im engeren Sinne sind die Toxine der extrazellulären Mikroorganismen jedoch allein unfähig, das gesamte Krankheitsbild zu verursachen.

Im Verlauf der Infektion mit extrazellulären Mikroorganismen werden Antikörper gebildet, die in jedem Stadium der Infektion eingreifen können. Die durch die Krankheit erworbene **Immunität** wird von **Antikörpern vermittelt**, nicht von T-Lymphozyten. Die während des Immunisierungsvorgangs aktivierten T-Zellen haben im Wesentlichen

◻ Tab. 11.2 Typische Beispiele für extrazelluläre Erreger

Erreger	Wichtige Virulenzfaktoren	Erkrankung
Bakterien		
Streptococcus pyogenes	Fimbrien, Zytolysine, Kapsel, M-Protein[a]	Tonsillitis, Erysipel, Septikämie
Streptococcus pneumoniae	IgA-Protease, Kapsel[a]	Pneumonie, Otitis, Meningitis
Staphylococcus aureus	Div. Enzyme und Toxine, Protein A	Abszess, Wundinfektion, Septikämie
Neisseria gonorrhoeae	Fimbrien, IgA-Protease, Kapsel, Opazitätsfaktor	Gonorrhö
Neisseria meningitidis	Fimbrien, IgA-Protease, Endotoxine, Kapsel[a]	Meningitis
E. coli	Kapsel (K1-Antigen), Fimbrien, Endotoxin[a]	Harnwegsinfektion, Septikämie
Klebsiella spp.	Kapsel[a]	Harnwegs- u. Wundinfektion, Pneumonie, Otitis, Meningitis
Pseudomonas aeruginosa	Exotoxin A[a], Zytolysin, Komplementprotease	Harnwegs- u. Wundinfektion
Haemophilus influenzae	IgA-Protease, Kapsel[a]	Pneumonie, Meningitis
Pilze		
Cryptococcus neoformans	Kapsel[a]	Meningitis
Parasiten		
Entamoeba histolytica	Zytolysin	Amöbenruhr, Leberabszess
Trichomonas vaginalis	zellkontaktabhängige Zytolyse	Urogenitalinfektion

[a] Antikörper gegen diese Virulenzfaktoren reichen im Experiment für Schutz aus, diese Faktoren stellen daher Kandidaten für protektive Antigene dar

Helferfunktion bei der Antikörpersynthese und keine Effektorfunktion. Sowohl neutralisierende Antikörper, die lediglich von TH2-Zellen kontrolliert werden, als auch opsonisierende Antikörper, die sowohl von TH2- als auch von TH1-Zellen reguliert werden, sind an der Abwehr extrazellulärer Erreger beteiligt. Neuere Daten deuten auf eine direkte Beteiligung von TH17-Zellen an der Infektabwehr hin. Wahrscheinlich locken sie Neutrophile an den Entzündungsherd.

Während in einigen Fällen bestimmte Antigene bzw. Antikörper (Protektivantigene bzw. -antikörper) für den Schutz entscheidend sind, scheint in anderen Fällen ein ganzes Antigen- bzw. Antikörperspektrum für die Immunität nötig zu sein.

Die **Adhärenz** extrazellulärer Erreger an wirtseigene Zellen vermitteln in vielen Fällen **Fimbrien**. Fimbrienspezifische Antikörper haben deshalb ei-

nen schützenden Effekt; diese gehören meist der IgA-Klasse an. Interessanterweise haben einige Erreger wiederum die Fähigkeit entwickelt, IgA-Antikörper enzymatisch (mittels IgA-Proteasen) zu spalten und damit diesen Abwehrfaktor zunichte zu machen (s. u.).

Verschiedene Faktoren ermöglichen die Invasion. Bei Streptokokken erleichtern z. B. die Hyaluronidase durch Gewebeauflockerung und die Streptokinase durch Fibrinolyse die Invasivität. Die Aktivität derartiger **Invasivfaktoren** lässt sich durch Antikörper neutralisieren. Die Bedeutung dieser Faktoren und der entsprechenden Antikörper für Virulenz bzw. Schutz ist jedoch nicht klar, da nur solche Antikörper Schutz verleihen, die gegen die antiphagozytäre M-Substanz gerichtet sind.

Extrazelluläre Mikroorganismen sind im Allgemeinen empfindlich gegenüber den intrazellulä-

◻ Tab. 11.3 Typische Beispiele für intrazelluläre Krankheitserreger

Erreger	Evasionsmechanismus	Erkrankung
Bakterien		
Mycobacterium tuberculosis	Resistenz gegen lysosomale Enzyme und Sauerstoffmeta-boliten, Hemmung der Phagolysosomenbildung, Umgehung der Bildung von Sauerstoffmetaboliten, wahrscheinlich auch Evasion ins Zytoplasma	Tuberkulose
Mycobacterium leprae	Resistenz gegen lysosomale Enzyme	Lepra
Brucella spp.	Resistenz gegen lysosomale Enzyme	Brucellosen
Listeria monocytogenes	Evasion in das Zytoplasma	Listeriose
Salmonella Typhi	Resistenz gegen lysosomale Enzyme, Hemmung der Phago-lysosomenbildung	Typhus
Legionella pneumophila	Hemmung der Phagolysosomenbildung, Hemmung der Bildung von Sauerstoffmetaboliten	Legionellose
Pilze		
Histoplasma capsulatum	Resistenz gegen Sauerstoffmetaboliten	Histoplasmose
Parasiten		
Leishmania spp.	Resistenz gegen lysosomale Enzyme, Hemmung der Bildung von Sauerstoffmetaboliten	Leishmaniase
Toxoplasma gondii	Hemmung der Phagolysosomenbildung	Toxoplasmose

ren Abtötungsmechanismen der professionellen Phagozyten, insbesondere der neutrophilen Granulozyten. Ihre Überlebenschance besteht darin, der Phagozytose zu entgehen. Dies geschieht durch **antiphagozytäre Außenstrukturen**, wie Kapseln oder die M-Substanz. Durch opsonisierende Antikörper wird dieser Evasionsmechanismus jedoch wieder aufgehoben. Als Resultat des Zusammentreffens extrazellulärer Erreger mit professionellen Phagozyten entwickelt sich **Eiter**. Extrazelluläre Mikroorganismen werden deshalb als **Eitererreger** bezeichnet.

Schließlich können einige Bakterien – z. B. E. coli, Vibrio cholerae, Neisserien und Haemophilus influenzae – vom Komplementsystem nach dessen Aktivierung direkt lysiert werden. Diese Bakterizidie hat entscheidende Bedeutung für die Abwehr von Neisserien. Dies wird durch die Tatsache belegt, dass Träger von Komplementdefekten von C5 bis C9 häufig an Neisserieninfektionen erkranken (► Kap. 10).

11.1.3 Intrazelluläre Erreger

Der Besitz gewisser Mechanismen erlaubt es intrazellulären Erregern, im Innern mononukleärer Phagozyten zu persistieren und sich zu vermehren (◻ Tab. 11.3). Obwohl diese Erreger mononukleäre Phagozyten bevorzugen, können sie sich auch in einigen nichtprofessionellen Phagozyten aufhalten. So findet man Mycobacterium leprae nicht nur in Makrophagen, sondern u. a. auch in Endothelien und Schwann-Zellen.

Intrazelluläre Krankheitserreger sind gegen humorale Abwehrmechanismen wie Antikörper und Komplement geschützt. Antikörper sind daher für die Infektabwehr gegen diese Erreger von untergeordneter Bedeutung. Während der intrazellulären Vermehrung entstehen mikrobielle Peptide, die der infizierte Makrophage auf seiner Oberfläche assoziiert mit Haupthistokompatibilitätsprodukten der MHC-Klasse II (► Kap. 7) präsentiert und die damit für T-Lymphozyten zugänglich sind. So werden

CD4-T-Zellen vom TH1-Typ zur Sekretion von Zytokinen angeregt. Diese locken mononukleäre Phagozyten an und aktivieren sie. Wie in ▶ Kap. 8 und 9 beschrieben, erwerben zytokinaktivierte Makrophagen die Fähigkeit, intrazelluläre Erreger abzutöten.

Am Ort ihrer Absiedlung induzieren intrazelluläre Erreger die Ausbildung eines **Granuloms**. Dabei treten T-Lymphozyten und Makrophagen in engen Kontakt zueinander. Dies ist die Voraussetzung zur antimikrobiellen Kooperation dieser Zellen.

Appliziert man einem Rekonvaleszenten Antigene intrazellulärer Erreger intradermal, so entwickelt sich nach 24 h eine durch T-Zellen und mononukleäre Phagozyten vermittelte lokale Reaktion. Man bezeichnet sie als **verzögerte allergische Reaktion** (▶ Kap. 8 und 10). Nicht alle von intrazellulären Erregern befallenen Wirtszellen vermögen nach Zytokinaktivierung ein ausreichendes Arsenal antimikrobieller Mechanismen zu mobilisieren. Unter diesen Umständen leisten zytolytische CD8-T-Zellen einen schützenden Beitrag: Sie zerstören Wirtszellen mit unzureichendem antimikrobiellem Potenzial und machen die Erreger für professionelle Phagozyten höherer Abwehrkraft zugänglich. Daneben können zytolytische T-Zellen auch direkt mikrobizid wirken.

Bei intrazellulären Infektionen haben wir es häufig mit einem komplexen Gleichgewicht zwischen Erreger und Wirt zu tun: Einigen Mikroorganismen gelingt es, im Wirt lange zu persistieren – es entwickelt sich eine chronische oder gar inapparent verlaufende Infektion. Man spricht auch von einer **latenten Infektion**. Durch Reaktivierung kann es zu einem späteren Zeitpunkt zum Krankheitsausbruch kommen.

men einen entscheidenden Einfluss. Die humoralen Träger der Immunität – Antikörper und Komplement – können lediglich während der extrazellulären Phase wirken; die intrazelluläre Virusreplikation wird dagegen von Interferon und zytolytischen CD8-T-Zellen kontrolliert. Dies führt zur Schädigung körpereigener Zellen.

Während der extrazellulären Phase sind Viren infektiös. Sie heften sich über spezifische Oberflächenrezeptoren an ihre Zielzelle (Tropismus). Vor und während dieser Phase können Antikörper und Komplement eingreifen. Antikörper können für sich allein die Adsorption an die Zielzelle verhindern. Dieser Vorgang wird **Virusneutralisation** genannt. Die Beladung mit Antikörpern und Komplement führt zur Virolyse oder zur nichtlytischen Virusneutralisation. Antikörper, die sehr bald nach der Infektion auf Viren einwirken, können den Krankheitsausbruch verhindern. Dies ist bei immunisierten Individuen die Regel. Bei viralen Infektionen des Respirations- und des Gastrointestinaltrakts spielen Antikörper der IgA-Klasse eine besonders wichtige Rolle.

Nach der Absorptions- und Penetrationsphase befinden sich die Viren im Zellinneren, wo sie repliziert werden. Schließlich werden die Viren ausgeschleust, was für die betroffene Wirtszelle häufig den Tod bedeutet. Bei der Virusausbreitung über das Blutsystem (**Virämie**) werden die Viren für Antikörper wieder angreifbar.

Die freigesetzten Viren können aber auch die umliegenden Zellen direkt befallen. Sie bleiben in diesem Fall vor der humoralen Antwort weitgehend geschützt. Das Immunsystem muss in dieser Situation auf Mechanismen zurückgreifen, die während der intrazellulären Phase wirksam sind: Interferon und zytolytische T-Zellen treten in Aktion. Hinzu kommen in bestimmten Fällen aktivierte Makrophagen und NK-Zellen.

11.2   Virusinfektion

11.2.1 Virusvermehrung

Wesentliches Prinzip der Virusvermehrung ist die obligate Abhängigkeit des Erregers von der intakten Wirtszelle. Die Tatsache, dass sich das Virus nicht extrazellulär vermehrt, sondern von der Wirtszelle vermehrt wird, hat auf die Art der Abwehrmechanis-

11.2.2 Interferon

Wie in ▶ Kap. 8 beschrieben, unterscheidet man 3 Interferon-Hauptklassen, IFN-α, IFN-β und IFN-γ. IFN-α und IFN-β sind Typ-I-Interferone, IFN-γ ist ein Typ-II-Interferon. IFN wird von virusinfizierten Zellen produziert und bewirkt in anderen Zellen eine Hemmung der Virusreplikation. Dies geschieht über die Aktivierung wirtseigener Enzyme, welche die Replikation der viralen RNA oder DNA verhindern.

Da IFN vor Einsetzen einer spezifischen Immunantwort gebildet wird, stellt es einen frühen Schutzmechanismus dar. Dies gilt natürlich nicht für IFN-γ, das von antigenspezifischen T-Zellen produziert wird (▶ Kap. 8). IFN-γ ist in der Lage, Makrophagen und NK-Zellen zu aktivieren, was ebenfalls zur Virusabwehr beiträgt.

11.2.3 Makrophagen und NK-Zellen

Die Aktivierung von Makrophagen durch IFN-γ wird in ▶ Kap. 8 beschrieben. Gegenüber bestimmten Erregerspezies entwickeln Makrophagen antivirale Aktivität.

NK-Zellen beteiligen sich an der Virusabwehr, indem sie virusinfizierte Zellen über die antikörperabhängige zellvermittelte Zytotoxizität (»antibody-dependent cellular cytotoxicity«, **ADCC**; ▶ Kap. 4 und 5) und direkte NK-Aktivität lysieren.

11.2.4 Zytolytische CD8-T-Zellen

Die Generierung zytolytischer CD8-T-Zellen wird in ▶ Kap. 8 beschrieben. Die Zytolyse richtet sich gegen körpereigene Wirtszellen; dies unterbricht die Virusvermehrung. Die Lyse der virusinfizierten Zellen erfolgt noch vor dem Zusammenbau der Viruseinheiten: Durch die Lyse werden also keine infektiösen Viruspartikel freigesetzt. Zytolytische CD8-T-Zellen sezernieren unter geeigneten Bedingungen auch IFN-γ. Sie tragen somit auf zweierlei Wegen zum antiviralen Schutz bei.

Auf der anderen Seite stellt die Lyse körpereigener Zellen ein autoaggressives Geschehen dar. Ihre Auswirkung auf die Pathogenese steht in direktem Zusammenhang mit der Bedeutung der betroffenen Zelle für den Wirtsorganismus.

11.3 Strategien der Erreger gegen professionelle Phagozyten

Wie in ▶ Kap. 9 diskutiert, stellen Aufnahme und intrazelluläre Abtötung eingedrungener Keime durch professionelle Phagozyten einen entscheidenden Mechanismus der Infektabwehr dar. Störungen an irgendeinem Punkt dieses Geschehens führen in der Regel zu einem Überlebensvorteil des Erregers. In diesem Fall spricht man von **Evasion** (lat. für »heraustreten«). Dem Ausdruck liegt die bildliche Vorstellung zugrunde, der Erreger trete aus der Kontrolle durch das Abwehrsystem heraus. 3 **Mechanismen** interferieren mit der Abwehrfunktion der professionellen Phagozyten und tragen damit zur Evasion bei:

- Abtötung der Phagozyten
- Hemmung der Adhärenz und/oder Phagozytose
- intrazelluläre Vitalpersistenz

Diese 3 Mechanismen sind spezifisch gegen professionelle Phagozyten gerichtet. Andere Mechanismen sind unabhängig von professionellen Phagozyten (▶ Abschn. 11.4). Dies sind:

- Inaktivierung von Antikörpern
- intrazelluläre Lebensweise
- Antigenvariation
- Immunsuppression
- Toleranz gegen protektive Antigene

11.3.1 Abtötung der Phagozyten

Der einfachste Weg zur Umgehung einer Phagozytose ist die Abtötung der Phagozyten. Einige Bakterien besitzen die Fähigkeit, **Zytotoxine** zu produzieren, die auf Phagozyten lytisch wirken. Ein Beispiel dafür liefern die Gasbrandclostridien: Ihre Leukozidine töten Leukozyten aller Sorten ab. Bei anderen Zytotoxinen liegt das toxische Prinzip nicht in der direkten Lyse der Zielzellen. Es kommt in diesen Fällen zur Zerstörung der Lysosomen bzw. der Granula. Deren Inhaltsstoffe werden unkontrolliert in das Zytoplasma ausgeschüttet; dies führt zum Zelltod. Man spricht in diesem Zusammenhang von »Selbstmord« der Phagozyten. **Beispiele** für Wirkungen dieser Art liefern folgende Toxine:

- Streptolysin der Streptokokken
- Leukozidin der Staphylokokken
- Exotoxin A von Pseudomonas aeruginosa
- Zytolysin von Entamoeba histolytica

Gonokokken tragen auf ihrer Oberfläche eine Struktur, den sog. **Opazitätsfaktor**, der die Phagozytenmembran schädigt. Zytolysine mit der leicht nachweisbaren Fähigkeit, Erythrozyten zu lysieren, werden auch als Hämolysine bezeichnet.

Verschiedene Krankheitserreger, wie z. B. Salmonellen und Shigellen, sind in der Lage, in Phagozyten Apoptose auszulösen. Diese »Selbstvernichtung« des Phagozyten ist dann für den Erreger von Nutzen, wenn er damit diese wichtige Abwehrzelle ausschaltet. Bei Erregern, die mononukleäre Phagozyten als Lebensraum nutzen, ist der Wert der Apoptose für den Erreger bzw. Wirt weniger eindeutig. Mycobacterium tuberculosis besitzt die Fähigkeit zur Apoptosehemmung; für den Erreger ist die Apoptose schädlich. Außerdem bewirkt die Apoptose über Crosspriming (▶ Kap. 8) eine stärkere Stimulation der erworbenen Immunantwort.

11.3.2 Hemmung von Adhärenz und Phagozytose

Eine Reihe von Mikroorganismen bildet **antiphagozytäre Substanzen**. Diese schützen den Erreger vor der Einverleibung durch professionelle Phagozyten. Durch den Besitz einer **Polysaccharidkapsel** können Streptococcus pneumoniae, Haemophilus influenzae und Cryptococcus neoformans der Phagozytose entgehen. Einen ähnlichen Effekt hat das **M-Protein** der Streptokokken und die **Schleimhülle** von Pseudomonas aeruginosa. In den genannten Fällen kann der professionelle Phagozyt seine Funktion nicht erfüllen, da ihm die Mikroorganismen entgleiten. Erst die Opsonisierung (Beladung mit Antikörpern und/oder der Komplementkomponente C3b) ermöglicht es den Phagozyten, die Keime über die Fc- bzw. C3b-Rezeptor-vermittelte Endozytose aufzunehmen (▶ Kap. 9).

Bewegliche Krankheitserreger können ebenfalls den Phagozyten entweichen. Immobilisierende Antikörper gegen Geißelantigene erleichtern deshalb die Keimaufnahme. Ein besonderer Mechanismus ist bei S. aureus zu beobachten. Diese Bakterien produzieren **Koagulase**. Das Enzym bringt das wirtseigene Fibrin zur Gerinnung. Die Erreger werden dadurch von einem schützenden Fibrinwall umgeben.

11.3.3 Intrazelluläre Vitalpersistenz

Verschiedene Mikroorganismen besitzen die Fähigkeit, in Phagozyten zu überleben. Einige Erreger halten sich sogar bevorzugt im Inneren von Phagozyten auf. Die wichtigsten intrazellulären Mikroorganismen sind in ◘ Tab. 11.3 aufgeführt. Die **intrazelluläre Überlebensfähigkeit** beruht auf einem oder mehreren der 4 folgenden **Mechanismen**:
- Hemmung der Phagolysosomenfusion
- Resistenz gegen lysosomale Enzyme und/oder reaktive Sauerstoffmetaboliten
- Eintritt in die Zelle ohne Aktivierung reaktiver Sauerstoffmetaboliten
- Evasion in das Zytoplasma

Hemmung der Phagolysosomenfusion Im Phagosom ist der aufgenommene Keim noch immer von extrazellulärem Milieu umgeben. Erst nach der Phagolysosomenbildung wird er der Wirkung schädigender Enzyme ausgesetzt. Manche Erreger, wie z. B. Mycobacterium tuberculosis, Legionella pneumophila, Salmonella Typhi, Leishmania sp. und Toxoplasma gondii, können die Phagosomenreifung anhalten oder die Phagolysosomenfusion hemmen. Dadurch entgehen sie dem Angriff der lysosomalen Enzyme. Das frühe Phagosom stellt für Erreger einen »angenehmeren« Lebensraum dar, da das pH-Milieu neutral bleibt und reichlich Eisen zur Verfügung steht, das zahlreiche Keime dringend benötigen.

Resistenz gegen lysosomale Enzyme und/oder reaktive Sauerstoffmetaboliten Einige Keime besitzen Enzyme, welche die antibakteriellen Produkte des Phagozyten abbauen. Ein Beispiel hierfür ist der H_2O_2-Abbau durch katalaseproduzierende Bakterien. Einen weiteren Abwehrmechanismus stellt die Produktion basischer Ionen (z. B. NH_4^+) dar, die das saure Milieu im Phagosom neutralisieren, sodass das pH-Optimum für die sauren Hydrolasen aus den Lysosomen nicht erreicht wird.

Eintritt in die Zelle ohne Aktivierung reaktiver Sauerstoffmetaboliten Einige Mikroorganismen, z. B. Mycobacterium tuberculosis, Leishmania sp. oder Legionella pneumophila, benutzen die Oberflächenrezeptoren für Spaltprodukte der Komplementkomponente C3 (CR1 und/oder CR3), um in Makrophagen einzudringen. Dies geschieht entweder über eine direkte Bindung an CR3 oder über Aktivierung des alternativen Komplementsyntheseweges. Die Bindung an CR1 bzw. CR3 induziert die Keimaufnahme, aber nicht die Bildung reaktiver Sauerstoffmetaboliten, wie es bei Bindung an Fc-Rezeptoren der Fall ist. Daher stellen CR1 und CR3 eine relativ sichere Eintrittspforte für diese Keime dar.

Evasion ins Zytoplasma Ein biologisches Prinzip der intrazellulären Keimabtötung ist die Beschränkung der aggressiven Mechanismen auf das Phagolysosom. Erreger, denen es gelingt, aus dem Phagosom ins Zytoplasma zu gelangen, befinden sich dann innerhalb des Phagozyten in einer geschützten Nische. Diesen Weg benutzt Listeria monocytogenes und wahrscheinlich auch Mycobacterium tuberculosis.

11.4 Weitere Evasionsmechanismen

Während sich die oben genannten Strategien gegen professionelle Phagozyten richten, wirken die folgenden Evasionsmechanismen unabhängig davon.

11.4.1 Inaktivierung von Antikörpern

Wie weiter oben besprochen, können Antikörper bestimmte Funktionen der Krankheitserreger hemmen. Einige Mikroorganismen haben hierzu **Gegenmechanismen** entwickelt:
- So blockieren IgA-Antikörper die Adhäsion von Neisseria gonorrhoeae an Schleimhäute und verhindern dadurch deren Absiedlung im Urogenitaltrakt. N. gonorrhoeae sezerniert jedoch eine Protease, die selektiv IgA-Antikörper spaltet und damit inaktiviert. Auch N. meningitidis, Streptococcus pneumoniae und Haemophilus influenzae produzieren IgA-spaltende Proteasen.
- Einige Stämme von S. aureus produzieren Protein A. Dieses bindet an das Fc-Fragment von IgA-Antikörpern und verhindert damit die Bindung an den Fc-Rezeptor der professionellen Phagozyten.

11.4.2 Intrazelluläre Lebensweise

Einige Bakterien haben eine obligat intrazelluläre Lebensweise angenommen und halten sich bevorzugt oder ausschließlich in **nichtprofessionellen Phagozyten** auf. Hierzu zählen Chlamydia trachomatis Bakterien, die sich bevorzugt in Epithelzellen vermehren, und die verschiedenen Rickettsienarten, die sich hauptsächlich in Endothelzellen aufhalten.

Auch einige Protozoen leben hauptsächlich in nichtprofessionellen Phagozyten. So befällt der Erreger der Chagas-Krankheit, Trypanosoma cruzi, Herzmuskelzellen.

Ein extremes Beispiel stellen Malariaplasmodien und Bartonellen dar. Diese Erreger benutzen **Erythrozyten als Wirtszellen**. Die roten Blutzellen besitzen keine Lysosomen und sind deshalb gegen die intrazellulären Parasiten wehrlos. Weiterhin fehlen ihnen die Haupthistokompatibilitätsmoleküle, sodass sie die Parasitenantigene den T-Zellen nicht in erkennbarer Form anzubieten vermögen.

Es sei betont, dass die hier genannten Erreger im Inneren der Zelle v. a. überleben, weil sie »defekte« Wirtszellen benutzen, d. h. Zellen, denen die intrazellulären Abwehrmechanismen fehlen. Durch die Wahl der »defekten« Wirtszelle umgehen sie den für sie tödlichen Aufenthalt in aktivierten Makrophagen. Offensichtlich verfügen diese Erreger über Mechanismen, die es ihnen ermöglichen, aktiv in nichtphagozytierende Wirtszellen einzudringen.

11.4.3 Antigenvariation

Die Erreger der Schlafkrankheit, Trypanosoma gambiense und T. rhodesiense, haben die Fähigkeit entwickelt, der Immunantwort durch Antigenvariation zu entweichen. Nach der Infektion entwickelt sich eine zyklische Parasitämie. In jeder Phase des Zyklus überwiegt ein bestimmtes Antigen, gegen das schützende Antikörper gebildet werden. Die Antikörper induzieren im Erreger aber das Entstehen einer Antigenvariation; es entsteht ein neues, dominantes Antigen. Dies geschieht, bevor alle Erreger-Erstformen durch die Antikörper eliminiert werden können: Die Parasiten sind in der neuen Phase wieder unangreifbar geworden. Zwar werden Antikörper gegen das neue immundominante Antigen gebildet, dies führt aber wieder zu einer neuen Antigenvariante. Aufgrund des laufenden Antigenwechsels finden sich bei der Schlafkrankheit andauernd hohe IgM-Titer.

Borrelia recurrentis zeigt eine ähnliche Antigenvariation. Dieser Erreger ruft das Rückfallfieber hervor. Dabei entstehen wiederholt Fieberschübe, jeweils erzeugt von einer neuen Antigenvariante. Auch Gono- und Meningokokken können ihre Oberflächenantigene variieren.

Die Antigenvariation einiger Virusarten stellt ebenfalls einen leistungsfähigen Evasionsmechanismus dar. Influenza- und Rhino-Viren verändern sich schrittweise, aber kontinuierlich, bis nach einiger Zeit eine Variante selektiert wird, die ausreichend verändert ist (**immunologischer Drift**). Bei Influenza-A-Viren treten zusätzlich in größeren Abständen große Antigenveränderungen auf (**immunologischer Shift**). Die neue Virusvariante trifft dann auf eine immunologisch unvorbereitete Population. Die gefürchtete Umwandlung des Geflügel-Grippevirus H5N1 in einen Erreger für den Menschen, der eine Grippepandemie auslösen kann, beruht auf diesem Mechanismus. Das humane Immundefizienz-Virus (HIV) entweicht durch laufende Veränderung im Infizierten der Immunabwehr.

11.4.4 Immunsuppression

Chronische Infektionen werden häufig von einer Immunsuppression begleitet. Zu unspezifischen Suppressionsphänomenen kommt es, wenn Erreger bevorzugt Zellen des Immunsystems besiedeln. Beispiele hierfür sind Infektionen mit Masern-, Epstein-Barr- (EBV), Zytomegalie- (CMV) und humanen Immundefizienz-Viren (HIV).

M. leprae und Leishmania sp. rufen ein besonders breites Krankheitsspektrum hervor: Auf der

einen Seite stehen Fälle, bei denen eine vollwertige Immunantwort den Verlauf zum Gutartigen hin bestimmt. Auf der anderen Seite stehen die partiell oder total immundefizienten Patienten; hier ist der Verlauf bösartig.

Man hat gute Hinweise dafür, dass an der Immunsuppression eine Verschiebung des Gleichgewichts zwischen TH1- und TH2-Zellen wesentlich beteiligt ist: Bei malignen Formen überwiegen die Zytokine des TH2-Typs (IL-4 und IL-10), während bei benignen Formen Zytokine des TH1-Typs (IFN-γ und TGF-β) dominieren (▶ Kap. 8). Vermutlich sind an den suppressiven Mechanismen auch T_{reg}-Zellen beteiligt. HIV bewirkt die Zerstörung der CD4-T-Zellen und unterbindet damit eine effektive Immunantwort. Entsprechend sind HIV-Infizierte gegenüber unterschiedlichen Krankheitserregern äußerst empfänglich.

11.4.5 Toleranz gegen protektive Antigene

Haemophilus influenzae, Neisseria meningitidis, Streptococcus pneumoniae und andere Keime besitzen eine **Polysaccharidkapsel**, gegen die der Erwachsene schützende Antikörper bildet. Die Kapsel trägt somit protektive Antigene. Kleinkindern vor dem 2.–5. Lebensjahr fehlt jedoch die Fähigkeit, kohlenhydratspezifische Antikörper zu bilden; sie sind im Hinblick auf diese Antigene tolerant. Demzufolge können sie nach Absinken des mütterlichen Antikörpertiters keine schützende Immunität aufbauen. Diese Toleranz ist auf eine **Kreuzreaktivität** mit körpereigenen Strukturen zurückzuführen, die in der frühkindlichen Entwicklung auftreten: So kreuzreagiert die Kapsel bestimmter E.-coli- und N.-meningitidis-Stämme mit einem embryonalen Zelladhäsionsmolekül (N-CAM).

Ein aufschlussreiches Beispiel für die biologische Bedeutung der Toleranz stellt die Infektion der Maus mit dem lymphozytären Choriomeningitis-Virus (LCMV) dar. Nach der Infektion erwachsener Mäuse werden zwar spezifische T-Zellen gebildet, gleichzeitig erkranken aber die Tiere. Durch rechtzeitige Eliminierung dieser T-Zellen lässt sich das Krankheitsbild erheblich mildern. Andererseits bil-

☐ Tab. 11.4 Beispiele für eingesetzte Impfstoffe

Erreger	Impfstoff; Resultat	Erkrankung
Corynebacterium diphtheriae	Toxoid; zufriedenstellend	Diphtherie
Clostridium tetani	Toxoid; zufriedenstellend	Tetanus
Bordetella pertussis	azellulärer Impfstoff; zufriedenstellend	Keuchhusten
Vibrio cholerae	abgetöteter Erreger; Verbesserung nötig	Cholera
Haemophilus influenzae Typ b	Konjugatimpfstoff; zufriedenstellend	Meningitis
Meningokokken	Konjugatimpfstoff; Verbesserung nötig	Meningitis
Pneumokokken	Konjugatimpfstoff; Verbesserung nötig	Pneumonie
Mycobacterium tuberculosis	BCG-Lebendimpfstoff; Verbesserung nötig	Tuberkulose
Salmonella Typhi/Paratyphi	galE-Lebendimpfstoff; Verbesserung nötig	Typhus
Masern-Virus	attenuierter Lebendimpfstoff; zufriedenstellend	Masern
Rubella-Virus	attenuierter Lebendimpfstoff; zufriedenstellend	Röteln
Mumps-Virus	attenuierter Lebendimpfstoff; zufriedenstellend	Mumps
Poliomyelitis-Virus	Salk-Totimpfstoff; zufriedenstellend	Kinderlähmung
Poliomyelitis-Virus	attenuierter Lebendimpfstoff nach Sabin; zufriedenstellend	Kinderlähmung
Varizella-Zoster-Virus	attenuierter Lebendimpfstoff; zufriedenstellend	Windpocken
Influenza-Virus	inaktivierter Erreger; Verbesserung nötig	Influenza
Hepatitis-A-Virus	inaktivierter Erreger; zufriedenstellend	Hepatitis A
Hepatitis-B-Virus	Spaltvakzine; zufriedenstellend	Hepatitis B
Hepatitis-B-Virus	Rekombinantes Antigen; zufriedenstellend	Hepatitis B
Gelbfieber-Virus	attenuierter Lebendimpfstoff; zufriedenstellend	Gelbfieber
Papillom-Virus	virusähnliche Partikel; noch nicht genügend Daten vorhanden	Gebärmutterhalskrebs

det sich bei neonataler Infektion eine Toleranz aus. Dadurch verläuft die Infektion ohne akutes Krankheitsbild, aber mit Viruspersistenz. Da das Krankheitsbild der LCMV-Infektion weniger auf den direkten Effekten des Virus, sondern vornehmlich auf einer **autoaggressiven T-Zell-Antwort** beruht, ist die Toleranzentwicklung bei den neonatal infizierten Tieren als Schutzmechanismus anzusehen.

11.5 Prinzipien der Impfstoffentwicklung

Die Schutzimpfung dient dem Ziel, den Empfängerorganismus zur Ausbildung einer Protektivimmunität gegen einen oder mehrere Krankheitserreger anzuregen. Der Schutz soll lange anhalten und die Nebenwirkungen sollen so gering wie möglich sein. Gegen zahlreiche Infektionskrankheiten existieren heute Impfstoffe, die weltweit mit großem Erfolg eingesetzt werden (☐ Tab. 11.4).

11.5.1 Impfstoffe aus definierten Erregerprodukten: Toxoidimpfstoffe, Spaltvakzine und Konjugatimpfstoffe

Bei der Impfung gegen bestimmte Toxinbildner (◘ Tab. 11.1) richtet sich die Immunantwort nicht gegen den Erreger, sondern gegen das Toxin. Beispiele für erfolgreich eingesetzte Vakzinierungen sind die Tetanus- und Diphtherieimpfung. Dabei kommen **Toxoide** zur Anwendung, bei denen die toxophoren von den immunogenen Molekülgruppen dissoziiert wurden (s. o.). Diese Toxoide induzieren zwar neutralisierende Antikörper, haben aber ihre Toxizität verloren. Als **Spaltvakzine** bezeichnen wir Impfstoffe, die aus teilgereinigten Erregerbestandteilen bestehen. Als Beispiel hierfür sei der azelluläre Pertussis-Impfstoff genannt.

Probleme machten ursprünglich Kohlenhydratimpfstoffe gegen kapseltragende Bakterien, da die Zielgruppe für diese Impfungen – nämlich Kleinkinder – häufig keine ausreichende Immunität gegen Kohlenhydrate entwickelt. **Konjugatimpfstoffe**, bei denen Kohlenhydrate der Kapsel von Haemophilus influenzae Typ b mit Diphtherie- oder Tetanustoxoid konjugiert wurden, haben jedoch gute Erfolge gezeigt. Konjugatimpfstoffe aus Kapselkohlenhydraten gegen Meningokokken und Pneumokokken sind ebenfalls erfolgreich. Allerdings gibt es gegen Meningokokken der Gruppe B, die in Deutschland häufig vorkommen, noch keinen Impfstoff. Mit dem gereinigten Hämagglutinin des Influenza-Virus kann man eine gute Schutzwirkung erzielen. Einem breiten Erfolg steht allerdings der Typenwandel und der schwache Schutzeffekt bei sehr Jungen und sehr Alten entgegen.

11.5.2 Totimpfstoffe

Gegen extrazelluläre Bakterien (◘ Tab. 11.2) werden gewöhnlich Impfstoffe aus abgetöteten, sonst aber intakten Erregern eingesetzt. Obwohl man in vielen Fällen die Antigene kennt, die zur Bildung schützender Antikörper führen (sog. Protektivantigene), verwendet man meist den ganzen, nicht aufgeschlossenen Erreger. Als Beispiel hierfür sei der Cholera-Impfstoff genannt.

Gegen einige Viruserkrankungen werden nichtinfektiöse (abgetötete oder inaktivierte) Viruspartikel eingesetzt. Als Beispiel sei der Salk-Impfstoff gegen Poliomyelitis genannt. Obwohl derartige Impfstoffe ausreichende Mengen an schützenden Antikörpern induzieren, ist eine regelmäßige Auffrischung durch Boost-Impfung unumgänglich.

11.5.3 Lebendimpfstoffe

Lebendimpfstoffe sind Impfstoffe aus attenuierten, lebenden Erregern. Sie sind am ehesten in der Lage, eine ausreichend starke Immunität zu induzieren. Dies gilt besonders dann, wenn der Schutz im Wesentlichen von T-Zellen abhängt. Zahlreiche Lebendimpfstoffe gegen **Virusinfektionen** werden mit Erfolg verwendet. So bestehen die Impfstoffe gegen Varizellen, Röteln, Masern und Mumps aus attenuierten Virusstämmen. Durch den massiven Einsatz des Vaccinia-Impfstoffs gelang weltweit die Ausrottung der Pocken.

In der Humanmedizin werden heute dagegen nur 2 **bakterielle** Lebendimpfstoffe verwendet:
- BCG-Impfstoff (Bacille Calmette-Guérin) richtet sich gegen die **Tuberkulose**. Er beruht auf einem attenuierten Mycobacteriumbovis-Stamm, den ursprünglich Calmette und Guérin gezüchtet hatten. Allerdings verhindert er lediglich die Kleinkind-Tuberkulose. Schutz gegen die am weitesten verbreitete Form der Erkrankung, die Lungentuberkulose, vermittelt BCG nicht.
- Der Lebendimpfstoff gegen **Typhus** besteht aus einer stoffwechseldefekten Mutante natürlicher Typhusbakterien.

11.5.4 Entwicklung neuer Impfstoffe

Noch immer gibt es Infektionskrankheiten, gegen die kein zufriedenstellender Impfstoff verfügbar ist. Folgende Probleme können dem erfolgreichen Einsatz eines Impfstoffs entgegenstehen:
- Der attenuierte Impfstamm ist instabil und kann sich in einen virulenten Stamm rückverwandeln.
- Der Impfstamm ist in vitro nicht anzüchtbar.

■ Der Impfstoff enthält gefährliche Bestandteile, die sich nicht entfernen lassen.

■ Der natürliche Erreger kann durch Antigenvariation den Impfschutz unterlaufen.

■ Der Impfstoff vermag die für die Erregerabwehr benötigten protektiven Immunmechanismen nicht zu induzieren.

Unser Unvermögen, eine effektive Immunantwort durch Impfung hervorzurufen, liegt dem Fehlen eines wirksamen Impfstoffs gegen Hepatitis C, Malaria, Tuberkulose und HIV/AIDS zugrunde. In all diesen Fällen ist selbst die natürliche Immunantwort (die Immunantwort nach natürlicher Infektion mit dem Krankheitserreger) nicht imstande, einen zufriedenstellenden Schutz gegen den Erreger hervorzurufen. Um diese Probleme zu überwinden, sind neue Strategien erforderlich. Folgende Möglichkeiten stehen zur Verfügung:

■ synthetische Peptide
■ rekombinante Proteine
■ lebende Deletionsmutanten
■ lebende rekombinante Impfstämme
■ nackte DNA-Impfstoffe

Synthetische Peptide Ein Antigen mit protektiv wirksamen Epitopen kann zusätzlich toxische oder suppressive Wirkungen entfalten. Darüber hinaus besteht die Möglichkeit, dass sich auf dem Antigenmolekül neben den protektiven Epitopen Determinanten befinden, die mit körpereigenen Bestandteilen kreuzreagieren. Man kann ggf. das protektive Epitop synthetisieren und isoliert einsetzen. Hierbei handelt es sich einmal um **Peptidepitope** von Proteinantigenen, zum anderen um **Zuckerepitope** von Kohlenhydraten. Da diese Epitope allein nicht immunogen sind, müssen sie an ein **Trägermolekül** gekoppelt werden, dessen Eignung man zuvor ermitteln muss. Der Einsatz synthetischer Peptide und Zucker kommt für **Infektionen mit antikörperdominierter Erregerbekämpfung** infrage.

Ein entscheidender **Nachteil** von Peptidimpfstoffen ist die außerordentlich enge Spezifität der Immunantwort. Sie erleichtert es dem Erreger, der spezifischen Erkennung durch Mutation zu entgehen. T-Zellen verschiedener Individuen erkennen auf einem gegebenen Proteinantigen unterschiedliche Epitope. Dies geht auf die unterschiedliche Präferenz der verschiedenen HLA-Haplotypen für bestimmte Aminosäuresequenzen zurück (► Kap. 7 und 8). Experimentell werden daher künstliche Polypeptide untersucht, bei denen man unterschiedliche Epitope aneinanderreiht.

Rekombinante Proteine Gentechnisch lassen sich Polypeptide heute im Großmaßstab produzieren. Dadurch stehen im Fall von schwer oder nicht anzüchtbaren Erregern ausreichende Antigenmengen bereit. Weiterhin lassen sich auf diese Weise Komplikationen durch schädliche Erregerstrukturen ausschließen, es sei denn, diese werden vom gleichen Gen kodiert wie das Protektivantigen. Andererseits kann die Abtrennung des rekombinanten Moleküls von den Bestandteilen der produzierenden Zelle ein Problem darstellen. Ein rekombinanter Hepatitis-B-Impfstoff wird bereits erfolgreich eingesetzt. Hierbei handelt es sich um das Hepatitis-B-Oberflächenantigen (»Hepatitis B surface antigen«, HBsAg), das aus transfizierten Hefezellen gewonnen wird.

Deletionsmutanten Es ist möglich, selektiv Gene eines Krankheitserregers auszuschalten, die für die Virulenz oder Überlebensfähigkeit im Wirt verantwortlich sind. Durch Transposon-Mutagenese wurden Verlustmutanten von Salmonella Typhi generiert, welche die Fähigkeit verloren haben, im Wirt zu überleben und sich nicht mehr in den Wildtyp rückverwandeln können. Die Deletionsmutanten überleben aber lange genug, um eine protektive Immunantwort zu induzieren. Aus Sicherheitsgründen sollen Impfstoffe, die für den Menschen gedacht sind, mindestens 2 unabhängige Gendeletionen tragen.

Rekombinante Stämme zur Lebendimpfung Impfstoffe dieser Art sind erwägbar, wenn das Protektivantigen in rekombinanter Form vorliegt, für sich allein aber keinen Schutz induziert. Diese Situation ist vorwiegend in Fällen gegeben, bei denen die **T-Zell-vermittelte Immunität** für den Impfschutz unerlässlich ist. In diesem Fall kann man das Gen für das Protektivantigen auf einen geeigneten Träger übertragen, der als Lebendimpfstoff dient. Als Impfantigene werden derzeit unter anderem Antigene des Tuberkuloseerregers, von Malariaplasmodien und von HIV getestet; als Träger für **heterologe Antigene** werden bevorzugt rekombinante Salmonellen, BCG und MVA (modifiziertes Vaccinia-Virus Ankara, ein weiter abgeschwächter Abkömmling des Pockenimpfstoffs) benutzt.

Rekombinante Lebendimpfstoffe mit verbesserter Immunogenität Durch genetische Manipulation können attenuierte Lebendimpfstoffe konstruiert werden, die einen stärkeren Schutz induzieren. Am weitesten fortgeschritten ist ein rekombinanter BCG-Impfstoff gegen Tuberkulose, der bereits die erste klinische Testung erfolgreich bestanden hat. Um die Sicherheit von Lebendimpfstoffen zu erhöhen, werden stoffwechselaktive, vermehrungsunfähige Mutanten konstruiert.

Nackte DNA-Impfstoffe Diese bestehen aus einem bakteriellen Plasmid, das neben dem Gen für das Impfantigen einen viralen Promotor-/Verstärkerbereich trägt. Die nackte DNA-Vakzinierung stimuliert bevorzugt eine **T-Zell-Antwort,** obwohl sich nach geeigneter Manipulation auch Antikörperreaktionen induzieren lassen. Im Tiermodell sind mit nackten DNA-Vakzinen u. a. Schutz gegen Grippe, Hepatitis B und Tollwut erzielt worden. Das von der nackten DNA kodierte Protein wird von Wirtszellen synthetisiert und dann nach entsprechender Prozessierung von MHC-Klasse-I- und MHC-Klasse-II-Molekülen präsentiert. Trotz dieser Erfolge im Experimentalmodell bleiben zahlreiche Fragen zur Sicherheit und Effektivität im Menschen dieser neuen Impfstoffgeneration zu klären.

Prime-Boost-Impfschemen Seit bekannt ist, dass die sequenzielle Impfung mit unterschiedlichen Trägern, die dasselbe Antigen exprimieren, eine starke Immunantwort auslösen kann, werden unterschiedliche Prime-Boost-Schemen getestet. Vielversprechend ist das Schema: Prime-Impfung mit einem Lebendimpfstoff gefolgt von einer Boost-Impfung mit einem dominanten Antigen in Adjuvans.

Adjuvanzien Die Wirksamkeit von Impfstoffen (ausgenommen Lebendimpfstoffe) hängt entscheidend von ihrer Formulierung in Adjuvanzien ab.

Derzeit stehen uns Adjuvanzien für die **humorale Immunität** zur Verfügung. Adjuvanzien zur Stimulation der **zellulären Immunantwort** befinden sich in klinischer Entwicklung; diese sollen

- bestimmte T-Zell-Populationen stimulieren (insbesondere TH1-, TH17- und zytolytische T-Zellen),
- eine Gedächtnisantwort hervorrufen (Depoteffekt),
- das vom Immunsystem erkannte Antigenspektrum erweitern.

Erkenntnisse, wie sich das angeborene Immunsystem mithilfe von Liganden für mustererkennende Rezeptoren (PRR, ▶ Kap. 9) gezielt stimulieren lässt, haben die Entwicklung von Adjuvanzien aus molekularen Bausteinen ermöglicht. Es besteht Grund zur Hoffnung, dass in den nächsten Jahren neue Adjuvanzien entwickelt werden, die zu neuen Impfstoffen gegen die großen Seuchen AIDS, Tuberkulose, Malaria und Hepatitis C führen können.

Zur Stimulation **zytolytischer CD8-T-Zellen** nutzt man Substanzen, welche die Einschleusung des Antigens in den MHC-Klasse-I-Prozessierungsweg ermöglichen (▶ Kap. 12). Hierzu gehören kationische Peptide und Saponine. **TH1- und TH17-Zellen** lassen sich durch Liganden für bakterielle Muster stimulieren, die von PRR erkannt werden (▶ Kap. 9). Derzeit werden eingesetzt:

- TLR-9 stimulierende Oligodesoxynukleotide
- TLR-4 stimulierendes Monophosphoryl-Lipid-A (ein gering toxisches LPS-Derivat)
- NOD-2 aktivierendes Muramyldipeptid

Emulsionen aus Öl und Wasser oder Liposomen erzielen typischerweise einen Depoteffekt.

Durch die stärkere Aktivierung von Helfer-T-Zellen lässt sich das Spektrum der erkannten Antigene erweitern. So kann das Immunsystem nicht nur dominante Epitope erkennen, sondern auch die schwächeren subdominanten Epitope.

Die gezielte Stimulation einer ausgewogenen Kombination unterschiedlicher T-Lymphozyten-Populationen stellt u. a. die Voraussetzung für einen Impfstoff gegen Tuberkulose und AIDS dar. Ein breiteres Antigenspektrum wird für einen Universalimpfstoff gegen unterschiedliche Grippeerreger benötigt. Solch ein Universalimpfstoff könnte gegen unterschiedliche Influenzaviren wirken. Auch gegen HIV und Hepatitis-C-Viren, die sich im Wirt rasch verändern, werden Impfstoffe mit breiterem Antigenspektrum benötigt.

Infektabwehr

Bakterien, Pilze, Protozoen und Viren
Toxinbildner Toxin für Pathogenese verantwortlich (z. B. Tetanustoxin, Choleratoxin, Enterotoxine bestimmter E.-coli- und S.-aureus-Stämme, Pertussistoxine); Schutz durch toxinneutralisierende Antikörper.
Extrazelluläre Erreger vermehren sich im extrazellulären Raum. Schutz durch Antikörper gegen Virulenzfaktoren; akute Infektion, Eiterbildung (z. B. grampositive und gramnegative Kokken, viele Enterobacteriaceae, Pseudomonas aeruginosa, Haemophilus influenzae).
Intrazelluläre Erreger vermehren sich intrazellulär, besonders in Makrophagen; Schutz durch T-Zellen, die Makrophagen aktivieren; chronische Infektionen, Granulombildung (z. B. Mycobacterium tuberculosis, Salmonella Typhi, Leishmanien).
Viren Replikation durch infizierte Wirtszelle; Schutz durch Antikörper, die freie Viren lysieren oder neutralisieren bzw. die Adhäsion an die Wirtszelle inhibieren, sowie durch T-Zellen, die infizierte Zellen lysieren; daneben auch Interferone (Hemmung der Virusreplikation) und NK-Zellen (Lyse virusinfizierter Zellen).

Evasionsmechanismen der Erreger
Phagozytenabtötung Durch Leukozidine (z. B Streptolysin der Streptokokken, Leukozidin der Staphylokokken, Exotoxin A von Pseudomonas aeruginosa).
Phagozytosehemmung Durch Kapsel (z. B. Pneumokokken, Haemophilus influenzae), M-Protein (Streptokokken) oder Schleimhülle (Pseudomonas aeruginosa).
Intrazelluläre Vitalpersistenz Hemmung der Phagolysosomenfusion (z. B. Mycobacterium tuberculosis); Resistenz gegen lysosomale Enzyme (z. B. Mycobacterium tuberculosis);
▼

Interferenz mit der Bildung reaktiver Sauerstoffmetaboliten (z. B. Leishmanien); Evasion in das Zytoplasma (z. B. Listeria monocytogenes).
Befall von primär nichtphagozytierenden Wirtszellen Z. B. Malariaplasmodien/Erythrozyten, Hepatozyten; Chlamydien/Epithelzellen.
Antigenvariation Z. B. Trypanosoma gambiense und T. rhodesiense, Influenza-Viren, Rhino-Viren, HIV.
Toleranz gegen protektive Antigene Kleinkinder bilden gegen Kohlenhydrate keine Antikörper und zeigen daher gegen Pneumokokken eine hohe Suszeptibilität.

Impfstoffe
Toxoidimpfstoffe Induktion von Antikörpern, die Toxin neutralisieren (z. B.: Tetanus, Diphtherie).
Spaltvakzine Gereinigte Erregerbestandteile (z. B.: Hämagglutinin von Influenza-Viren).
Konjugatimpfstoffe Kohlenhydrate der Kapsel, gebunden an Proteinträger (z. B. Haemophilus influenzae Typ b – Diphtherie- oder Tetanustoxinkonjugat).
Totimpfstoffe Abgetötete Erreger (z. B. Cholera, Poliomyelitis [Salk]).
Lebendimpfstoffe Attenuierte Stämme (z. B. Röteln, Masern, Mumps, Tuberkulose [BCG]).
Rekombinante Antigene Rekombinant hergestellte definierte Proteine (z. B. Hepatitis-B-Impfstoff).

Serviceteil

Stefan H. E. Kaufmann, *Basiswissen Immunologie*,
DOI 10.1007/978-3-642-40325-5, © Springer-Verlag Berlin Heidelberg 2014

Literaturverzeichnis

Annual Reviews of Immunology. Annual Reviews. Palo Alto

Current Opinion in Immunology. Elsevier. London

De Franco A, Locksley R, Robertsen M (2007) Primers in Biology. Immunity: The Immune Response in Infectious and Inflammatory Disease, Oxford University Press, New Science Press

Kaufmann SHE, Steward MW (2007) Topley and Wilson's Microbiology and Microbial Infections, Immunology, 10th Edition, Wiley-Blackwell, John Wiley & Sons

Kaufmann SHE, Sacks D, Rouse B (2010) Immunity to infection. Washington, DC: ASM Press

Murphy K, Travers P, Walport M (2011) Janeway Immunology, 8th Edition, New York, NY: Garland Science, Taylor & Francis Group

Nature Reviews Immunology, Nature Publishing Group, New York/London

Paul WE (2012) Fundamental Immunology, 7th Edition. Philadelphia, PA: Lippincott Williams & Wilkins, Wolters Kluwer Health

Rich RR, Fleisher TA, Shearer WT, Schroeder H, Frew AJ, Weyand CM. (2012) Clinical Immunology: Principles and Practice, 4th Edition. Philadelphia, PA: Mosbey - Elsevier

Trends in Immunology, Elsevier Trends Journals, London

Stichwortverzeichnis

A

AB0-Blutgruppenbestimmung 53
AB0-System 51
Abstoßungsreaktion 105
Abwehrphase 2
Adhärenzhemmung 118
Adjuvans 27, 104, 124
adoptiver Transfer 64
Affinität 28
Agammaglobulinämie 107
Agglutination 29, 48
AHG (Antihumanglobulin) 55
AIDS (acquired immunodeficiency syndrome) 107
Allelenausschluss 35
allergische Reaktion, verzögerte 116
Alloantigen 26
– Erythrozyten 51
allogen 60
Allotransplantation 104
Allotyp 26
Amin, vasoaktives 98
anaphylaktischer Reaktionstyp 99
Anaphylatoxin 42, 44
Anaphylaxie 100
Antigen 2
– endogenes 67
– exogenes 68
– genetische Verwandtschaft 25
– heterogenetisches/heterophiles 26
– heterogenetisches (kreuzreaktives) 104
– heterologes 124
Antigen-Antikörper-Bindung, Stärke 28
Antigen-Antikörper-Komplex 2
Antigen-Antikörper-Reaktion
– Folgen in vivo 29
– serologische Nachweismethoden 48
Antigenbindungsstelle 23
– MHC-Moleküle 61
antigene Determinante 64
Antigenerkennung, T-Zelle 64
Antigenität 25
Antigenpräsentation 3, 94, 96
antigenpräsentierende Zelle 12, 94, 96
Antigenrepertoire 14
Antigenvariation, Immunevasion 119
Antihumanglobulin (AHG) 55

Antihumanglobulin-[AHG-]Test, direkter/indirekter 56
Antikörper
– 1. und 2. 49
– als Antigene 26
– hämolysierender 56
– homozytotroper 100
– inkompletter und kompletter 55
– Kälte- und Wärmeantikörper 56
– Klassenwechsel 36
– membranständiger vs. freier 36
– mikrobielle Inaktivierung 119
– poly-, oligo- oder monoklonaler 28
Antikörperaffinität 28
Antikörperantwort, primäre und sekundäre 27
Antikörperbildung, genetische Grundlagen 32, 36
Antikörperdomäne 22
Antikörperfragment, Enzymabbau 21
Antikörpergene, Rearrangement 33, 35
Antikörperklasse, Merkmale 23
Antikörperklassenwechsel 33
Antikörperstruktur 21
Antiserum 27
Apoptose 73
Arachidonsäuremetabolismus 99
Arthritis, rheumatoide 103
Arthus-Reaktion 101
Assay
– ELISA 50
– ELISPOT-Assay 50
Autoantigen 100
– sequestriertes 104
– Toleranzerwerb 32
Autoantikörper 100
autogen 25
Autoimmunerkrankung 100, 102
– Beispiele 102
– Ursachen 103, 104
Autokontrolle, serologische 55
autokrin 70
autolog 26
autologe Transplantation 104
Avidität 29

B

Bakterizidie 115
Basophilenaktivierung 78
Basophiler 8

BCG-Impfstoff 122
Bedside-Test 53
β2-Mikroglobulin 61
Blutausstrich, Giemsa-Färbung 8
Blutgruppenserologie 51
– Untersuchungsmethoden 54
Blutmonozyt 11
– mobiler 89
Bluttransfusion, Komplikationen 52, 53
B-Lymphozyt
– Antwort nach Antigenkontakt 31
– Differenzierung 32
B-Lymphozyten, Differenzierung im Thymus 15
Bombay-Phänotyp 52
Bruton-Agammaglobulinämie 107
Bursaäquivalent 15
Bursa Fabricii 9, 14
B-Zell-Antwort 31
B-Zelle
– Differenzierung 8
– Marker 11

C

CD4-T-Lymphozyt 66, 69
CD8-T-Lymphozyt 66
CD-System (cluster of differentiation) 11
Chemokin 93
Colitis ulcerosa 102
Coombs-Antikörper 55
Coombs-Test, direkter vs. indirekter (DCT/ICT) 56
C-reaktives Protein (CRP) 98
Crosspriming 69, 75

D

DAF (decay accelerating factor) 42, 44
Darmentzündung, chronische 102
DCT (direkter Coombs-Test) 56
decay accelerating factor (DAF) 42, 44
Defensin 89
Degranulation
– Eosinophiler 78
– Granulozyt 9
– Neutrophile 88
Deletionsmutante, Impfstoffentwicklung 123

X

Z

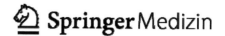
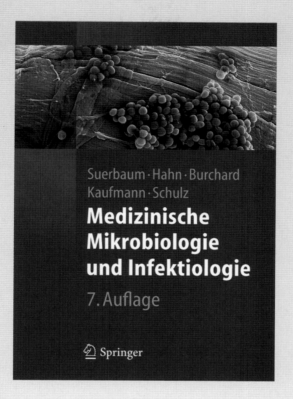

Printing: Ten Brink, Meppel, The Netherlands
Binding: Ten Brink, Meppel, The Netherlands